Heidelberger Taschenbücher Band 88

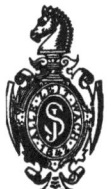

Friedrich Wilhelm Bronisch

Psychiatrie und Neurologie

Klinische,
forensische und soziale Daten,
Fakten und Methoden

Unter Mitarbeit von:

H. Elterich · H. W. Greiling
G. Haferkamp · A. Seyberth

Mit 30 Abbildungen und 2 Tabellen

Springer-Verlag
Berlin · Heidelberg · New York 1971

Dr. med. FRIEDRICH WILHELM BRONISCH, apl. Professor für Psychiatrie und Neurologie an der Universität Erlangen-Nürnberg, Vorstand der Psychiatrischen und Nervenklinik der Städtischen Krankenanstalten Nürnberg

Mitarbeiterverzeichnis:
Oberarzt Dr. med. H. Elterich
Oberarzt Dr. med. H. W. Greiling
Assistenzarzt Dr. med. G. Haferkamp
Oberarzt Dr. med. A. Seyberth
an der Psychiatrischen und Nervenklinik
der Städtischen Krankenanstalten Nürnberg

ISBN-13:978-3-540-05420-7   e-ISBN-13:978-3-642-80612-4
DOI: 10.1007/978-3-642-80612-4

Das Werk ist urheberrechtlich geschützt. Die dadurch begründeten Rechte, insbesondere die der Übersetzung, des Nachdruckes, der Entnahme von Abbildungen, der Funksendung, der Wiedergabe auf photomechanischem oder ähnlichem Wege und der Speicherung in Datenverarbeitungsanlagen bleiben, auch bei nur auszugsweiser Verwertung, vorbehalten.
Bei Vervielfältigungen für gewerbliche Zwecke ist gemäß § 54 UrhG eine Vergütung an den Verlag zu zahlen, deren Höhe mit dem Verlag zu vereinbaren ist. © by Springer-Verlag Berlin · Heidelberg 1971.
Library of Congress Catalog Card Number 74-155593.
Die Wiedergabe von Gebrauchsnamen, Handelsnamen, Warenbezeichnungen usw. in diesem Werk berechtigt auch ohne besondere Kennzeichnung nicht zu der Annahme, daß solche Namen im Sinne der Warenzeichen- und Markenschutz-Gesetzgebung als frei zu betrachten wären und daher von jedermann benutzt werden dürften.
Herstellung: Konrad Triltsch, Graphischer Betrieb, 87 Würzburg

Vorwort

Bei unserer Arbeit am Patienten stellen sich tagtäglich vielfältige Fragen, die sich nicht alle aus dem Kopf beantworten lassen. Und doch müssen uns alle diese Daten, Fakten und Methoden nicht nur diagnostischer und therapeutischer Art, sondern auch aus dem rechtlichen und sozialen Bereich jederzeit gegenwärtig sein. Das vorliegende Buch hält nun dieses Rüstzeug bereit, insofern ein möglichst umfassendes Nachschlagewerk oder auch Vademecum, wenn man es noch so nennen will. Es möchte nicht nur dem Psychiater und Neurologen helfen, das Richtige am richtigen Ort und zur rechten Zeit zu tun oder zu erkennen und ihm den Kopf für seine eigentlichen Aufgaben freizuhalten, sondern auch dem Lernenden, dem praktischen Arzt und dem in der sozialen Arbeit stehenden Mitarbeiter zur Hand gehen. Den persönlichen Lehrmeister ersetzt das Buch natürlich nicht.

Wir haben uns bemüht, die Gesamtdarstellung, die natürlich auch weitgehend auf bereits bewährtes Informationsgut anderer Autoren zurückgreift, an der praktischen und klinischen Erfahrung auszurichten. Dem labordiagnostischen Teil haben wir bewußt mehr Raum gegeben; kommt man doch heutzutage auch in der Psychiatrie und Neurologie ohne ausgedehnte Laboruntersuchungen nicht mehr aus.

Dankbar werden wir jede — auch noch so kritische — Anregung zu Ergänzungen und Verbesserungen von Inhalt und Form dieses Büchleins begrüßen, vor allem auch von seiten der österreichischen und Schweizer Kollegen, deren besondere Belange wir gern noch in stärkerem Maße berücksichtigen möchten.

Ich darf meinen Mitarbeitern für ihre Hilfe danken, ebenso Frau INGE HOFFMANN für ihre wertvolle und freudige Mitarbeit.

F. W. BRONISCH

Inhaltsverzeichnis

I. Klinisch-diagnostische Daten 1
   Gesichtsfeldausfälle 1
   Fingerperimetrie 2
   Geruchsprüfung 2
   Geschmacksprüfung 2
   Die segmentale bzw. radikuläre und periphere Innervation der Muskeln 2
   Die klinisch wichtigsten Reflexe 5
   Schema der segmentalen bzw. radikulären und der peripheren Hautinnervationen 6
   Topographische Beziehungen zwischen den Rückenmarksegmenten und den Wirbelkörpern, Dornfortsätzen und Wurzelaustrittsstellen . . . 8
   Aphasie, Alexie, Agraphie, Akalkulie, Apraxie 8
   Intelligenzprüfung 9
   Testuntersuchungen 12
   Kombinierter erweiterter Queckenstedt-Versuch 13
   Prostigmin-Test 13
   Tensilon-Test 15
   Muskelbiopsie 15
   Nervenbiopsie 15
   Gehirnbiopsie 15

II. Apparative Diagnostik 16
   Die konventionelle elektrische Untersuchung der Nerven und Muskeln 16
   Bestimmung der motorischen Chronaxie 19
   Elektromyographie 21
   Echoencephalographie 21
   Elektrencephalographie (EEG) 23

III. Neuroradiologie 26
   Nativbilder 26
   Kontrastmittelverfahren 28
      Luftencephalographie 28
      Cerebrale Angiographie 30
      Luftmyelographie 34
      Abrodilmyelographie 34
      Myelographie 35
      Hirnszintigraphie 35
      Strahlentherapie 35

IV. Labordiagnostik 36
   Wichtige Normaldaten 37
   Liquor-Normalwerte 43

Leber-Funktionsdiagnostik	44
Magen-Darm-Funktionsdiagnostik	46
Nieren-Funktionsdiagnostik	48
Funktionsdiagnostik der endokrinen Organe	49
Komplementbindungsreaktion (KBR)	52
Chromosomenzählung	52

V. Stufen und Phasen der psychischen Entwicklung 54

1. Die postnatale Periode 54
2. Säuglingsalter 54
3. Frühe Kindheit 54
4. Mittlere und späte Kindheit 55
5. Reifealter 55

VI. Therapeutische Daten 57

Cortison-Behandlung	57
ACTH-Behandlung der Multiplen Sklerose	57
Penicillinbehandlung der Neurolues	58
Fieberkur der Neurolues	59
Paravertebrale Infiltration	59
Sakral-(Epidural-)Anaesthesie	59
Stellatum-Blockade	60
Peridural-Anaesthesie	60
Paravertebrale Grenzstrang-Blockade	61
Antabusbehandlung	61
Rauschgiftsucht-Definition (WHO)	62
Untergruppen des Alkoholismus	62
Weitere Möglichkeiten der Betreuung des Alkoholikers	62
Alkoholdelir-Behandlung	62
Chronischer Schlafmittel- und Schmerzmittelabusus	63
Akute Katatonie	63
Sondenfütterung	63
Insulinbehandlung der Psychosen	64
Subkoma-Behandlung	64
Elektro-Heilkrampf-Behandlung	64
Unilaterale Hirndurchflutung	65

VII. Akute Notfälle 66

A. Elementartherapie 66
    Akute respiratorische Insuffizienz 66
    Akutes Kreislaufversagen 66
    Plötzlicher Herzstillstand (Kreislaufstillstand) 68
    Lungenödem 68
    Bewußtlosigkeit 68
    Hyperthermie-Behandlung 69
    Akute intrakranielle Drucksteigerung („Einklemmung") . . 69
    Akute Harnverhaltung 70

B. Spezielle Therapie 71
    Spontane Subarachnoidealblutung 71
    Carotis-Interna-Stenose bzw. -Verschluß im Halsbereich . . 71

Eigentlicher Schlaganfall oder apoplektischer Insult 71
Myasthenische Krise 72
Cholinergische Krisen 73

C. Vergiftungen 73
Schlafmittelvergiftung 74
Vergiftung mit Neuroleptica 75
Vergiftung mit Thymoleptica (tricyclische Antidepressiva) . . . 75
Lithiumvergiftung 75
Morphinvergiftung 75
Vergiftung mit Tranquilizern 76
Akute Alkoholintoxikation 76

VIII. Anfallstypen und Antiepileptica 77

Propulsiv-petit mal (BNS-Krämpfe, Blitz-Nick-Salaam-Krämpfe) . . 77
Absencen-Epilepsie (Retropulsiv-petit mal) 77
Impulsiv-petit mal (myoklonische Epilepsie) 78
Grand mal (generalisierter Anfallstyp) 78
Fokaler Anfallstyp 80
Schläfenlappen-Epilepsie 80
Kombinationspräparate 81
Nebenwirkungen 81
Grundsätzliches zur Therapie 82

IX. Psychopharmaka 83

Neuroleptica 83
Thymeretica (Monoaminoxydasehemmer) 83
Thymoleptica 83
Lithium-Präparate 84
Tranquilizer 84
Nebenwirkungen der Thymoleptica 84
Nebenwirkungen der Thymeretica 85
Neurologische Begleitwirkungen der Neuroleptica 85
Nebenwirkungen der Lithiumtherapie 85

X. Statistisches 86

A. Neurologische Krankheiten 86
Hirn- und Rückenmarkstumoren 86
Operationsmortalität 87
Gefäßtumoren, Gefäßmißbildungen 87
Komplikationsdichte bei diagnostischen Eingriffen 88
Epilepsie 89
Multiple Sklerose 90
Polyneuropathie und Polyneuritis 90
Systemkrankheiten des ZNS 91
Myopathien 92
Syringomyelie 93
Bandscheibenvorfälle im Lumbosakralbereich 93

B. Psychiatrische Krankheiten 93
Schizophrenie 93
Endogene manisch-depressive Psychosen 94

Durch Chromosomen-Anomalien bedingte wichtigste Schwachsinnsformen 94
Durch Stoffwechselstörungen bedingte Schwachsinnsformen ... 94
Alkoholismus 94

XI. Berufskrankheiten 96

A. Durch chemische Stoffe verursachte Krankheiten 96
B. Durch physikalische Einwirkungen verursachte Krankheiten ... 96
C. Durch gemischte (chemisch-physikalische) Einwirkungen verursachte Krankheiten 97
D. Durch Infektionserreger oder Parasiten verursachte Krankheiten . 97
E. Durch nicht einheitliche Einwirkungen verursachte Krankheiten . . 97
F. Hauterkrankungen 97

XII. Gutachten, Zeugnisse und Atteste 99

Rentenversicherung 101
Kriegsopferversorgung (KOV) 101
Härteausgleich 101
Gesetzliche Unfallversicherung 102
Bundesentschädigungsgesetz (BEG) 102
Verkehrstauglichkeit (Fahrtauglichkeit) 102
MdE-Tabelle für periphere Nervenschädigungen 103
Alkoholgutachten 104
Private Unfallversicherung 106
Haftpflichtversicherung 106
Schwangerschaftsunterbrechung 106
Neufassung des Gesetzes über die Entschädigung von Zeugen und Sachverständigen (GEZS) vom 15. 9. 1969, ab 1. 10. 1969 in Kraft ... 106

XIII. Rechtliches 112

A. Arztrechtliches 112
   Schweigepflicht und -recht 112
   Ärztliche Eingriff-Einwilligung-Aufklärungspflicht 116
   Duldungspflicht von Untersuchungen 117
   Unterbringung 118
   Sterilisation und Kastration 123

B. Zivilrechtliches 123
   Geschäftsunfähigkeit 123
   Entmündigung 123
   Gebrechlichkeitspflegschaft 125
   Prozeßfähigkeit 125
   Testamentserrichtung 125
   Deliktfähigkeit 126
   Die Altersstufen in der Rechtsordnung 127
   Selbstmord 127
   Selbstmordversuch 127
   Ehegesetz vom 20. 2. 1946 127

C. Strafrechtliches 129
   Zurechnungsunfähigkeit 129
   Unzucht. 130
   Jugendgerichtsgesetz vom 4. 8. 1953 131

Anhang 131
   Halbierungserlaß. 131
   Trunksucht. 132
   Seelische Störungen. 132
   Todeszeitbestimmung 132

XIV. Instanzen und Institutionen 134

   Therapeutische Institutionen 136
   Spezielle Vereinigungen, Gesellschaften und Ligen 138

XV. Hinweise auf die psychiatrisch-neurologische Literatur 139

   Neuropathologie 139
   Handbücher 139
   Lehrbücher der Psychiatrie und Übersichten. 139
   Lehrbücher der Neurologie und Psychiatrie 140
   Lehrbücher der Neurologie 141
   Monographien 141
   Neuroradiologie, Elektroencephalographie und Elektromyographie . 142
   Allgemeines 143
   Deutschsprachige Fachzeitschriften für Neurologie und Psychiatrie . . 143
   Deutsche Übersetzung der Internationalen Klassifikation der Psychiatrischen Krankheiten (Diagnosenschlüssel der WHO : ICD) 145

Sachverzeichnis 150

Quellenverzeichnis der Abbildungen 157

I. KLINISCH-DIAGNOSTISCHE DATEN

Hier haben wir die für die klinische Untersuchung und deren Auswertung wichtigsten Anhaltspunkte und Fakten zusammengestellt. Eine zusammenfassende Darstellung des Untersuchungsganges findet sich im kleinen Lehrbuch der Reflexe des Verfassers (3. Aufl., Stuttgart: Enke 1967).

Gesichtsfeldausfälle

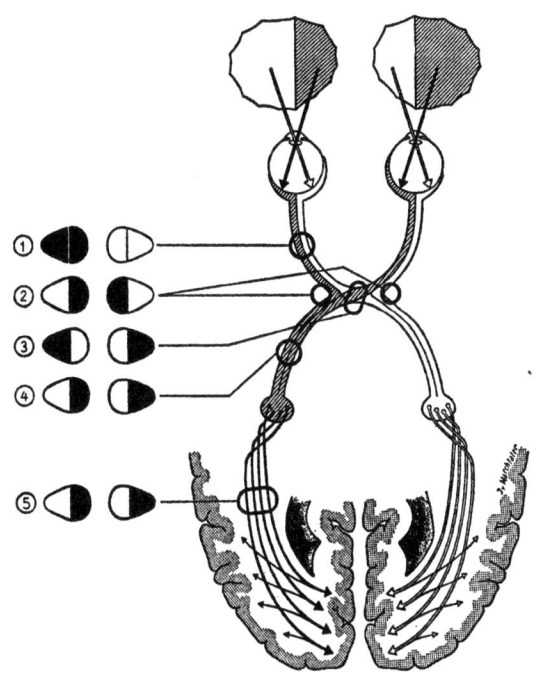

Abb. 1. Schema des optischen Systems. Typische Leitungsunterbrechungen und die entsprechenden Gesichtsfeldausfälle:
1 Einseitige Amaurose bei Herd im N. opticus.
2 Binasale Hemianopsie bei Ausfall der ungekreuzten Chiasmafasern.
3 Bitemporale Hemianopsie bei Ausfall der gekreuzten Chiasmafasern.
4 Homonyme Hemianopsie bei Herd im Tractus opticus.
5 Homonyme Hemianopsie bei Herd in der Radiato optica (häufig auch erst nur homonyme Quadrantenausfälle).

Fingerperimetrie

Den Pat. die Nase des gegenüberstehenden Untersuchers fixieren lassen, ein Auge abdecken, dann außerhalb der normalen Gesichtsfeldgrenzen die Finger der anderen Hand langsam in einem Abstand von ca. 30—40 cm herantanzen und den Pat. deren erste Wahrnehmung sofort melden lassen. Vor Wiederholung Pausen einlegen.

Geruchsprüfung

„Riechkasten": Eine Leerprobe. *Reine Riechstoffe* (aromatische Stoffe): Wachs, Stearin, Vanillin, Teeröl, Bittermandelöl, Zimt, Lavendelöl, Nelkenöl, Rosenöl, Tct. asae foetidae (sehr intensiv). *Trigeminusreizstoffe:* Pfefferminzöl, Salmiak, Essigsäure. *Kombinierte* Stoffe: Liq. ammon. (Trigeminus!) anisati (aromatisch!).

Immer einseitige Prüfungen durchführen und alle Suggestionsmöglichkeiten ausschalten.

Geschmacksprüfung

Proben: 20%ige Zuckerlösung, 10%ige Kochsalzlösung, 5%ige Citronensäurelösung, 1%ige Chininlösung.

Watteträger, mit denen man an der dauernd vorgestreckten Zunge getrennt beide Seiten der vorderen zwei Drittel (N. trigeminus) betupft und den Pat. die Geschmackswahrnehmung auf einem Zettel (süß, salzig, sauer, bitter) mit dem Finger zeigen läßt. Zwischen jeder Probe Mundspülung. Hintere Zungenpartie: N. glossopharyngeus.

Die segmentale bzw. radikuläre und periphere Innervation der Muskeln

Abb. 2. Die radikuläre und periphere Innervation der Muskeln. Teil 1: C 2 bis Th 1. ▶

Abb. 3. Die radikuläre und periphere Innervation der Muskeln. Teil 2: Th 1 bis L 3. ▶

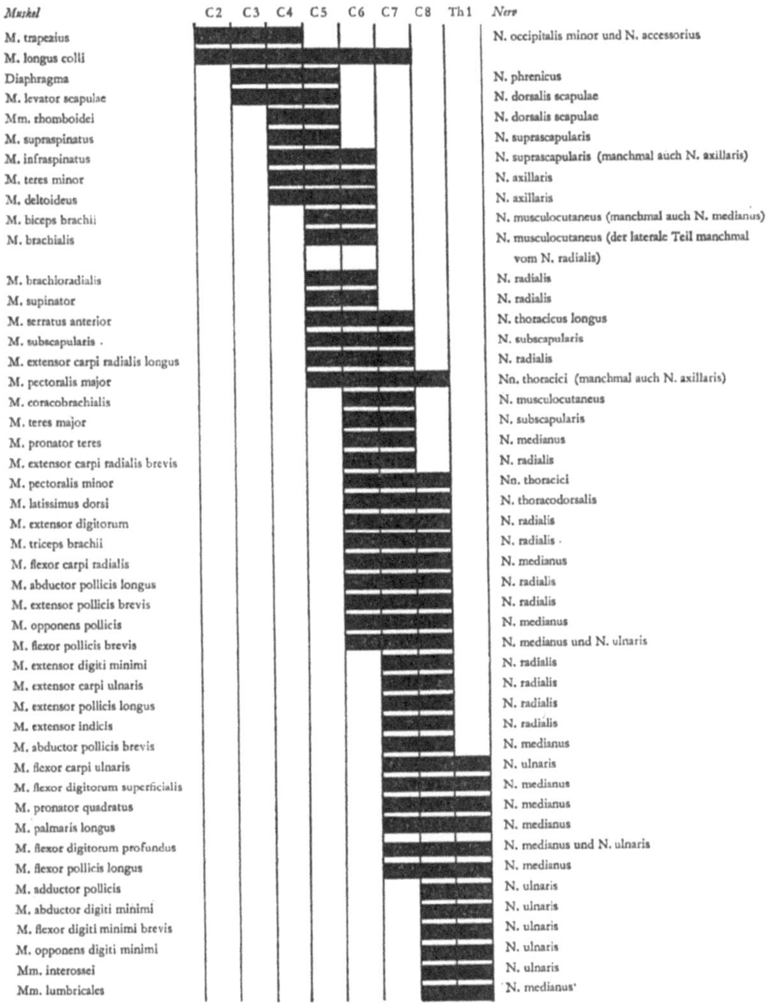

Abb. 2

Muskel	Segmente	Nerv
M. trapezius	C2–C4	N. occipitalis minor und N. accessorius
M. longus colli	C2–C6	
Diaphragma	C3–C5	N. phrenicus
M. levator scapulae	C3–C5	N. dorsalis scapulae
Mm. rhomboidei	C4–C5	N. dorsalis scapulae
M. supraspinatus	C4–C6	N. suprascapularis
M. infraspinatus	C4–C6	N. suprascapularis (manchmal auch N. axillaris)
M. teres minor	C5	N. axillaris
M. deltoideus	C5–C6	N. axillaris
M. biceps brachii	C5–C6	N. musculocutaneus (manchmal auch N. medianus)
M. brachialis	C5–C6	N. musculocutaneus (der laterale Teil manchmal vom N. radialis)
M. brachioradialis	C5–C6	N. radialis
M. supinator	C5–C7	N. radialis
M. serratus anterior	C5–C7	N. thoracicus longus
M. subscapularis	C5–C7	N. subscapularis
M. extensor carpi radialis longus	C6–C7	N. radialis
M. pectoralis major	C5–Th1	Nn. thoracici (manchmal auch N. axillaris)
M. coracobrachialis	C6–C7	N. musculocutaneus
M. teres major	C6–C7	N. subscapularis
M. pronator teres	C6–C7	N. medianus
M. extensor carpi radialis brevis	C6–C7	N. radialis
M. pectoralis minor	C6–C8	Nn. thoracici
M. latissimus dorsi	C6–C8	N. thoracodorsalis
M. extensor digitorum	C6–C8	N. radialis
M. triceps brachii	C6–C8	N. radialis
M. flexor carpi radialis	C6–C8	N. medianus
M. abductor pollicis longus	C6–C8	N. radialis
M. extensor pollicis brevis	C6–C8	N. radialis
M. opponens pollicis	C6–C8	N. medianus
M. flexor pollicis brevis	C6–Th1	N. medianus und N. ulnaris
M. extensor digiti minimi	C7–C8	N. radialis
M. extensor carpi ulnaris	C7–C8	N. radialis
M. extensor pollicis longus	C7–C8	N. radialis
M. extensor indicis	C7–C8	N. radialis
M. abductor pollicis brevis	C7–Th1	N. medianus
M. flexor carpi ulnaris	C7–Th1	N. ulnaris
M. flexor digitorum superficialis	C7–Th1	N. medianus
M. pronator quadratus	C7–Th1	N. medianus
M. palmaris longus	C7–Th1	N. medianus
M. flexor digitorum profundus	C7–Th1	N. medianus und N. ulnaris
M. flexor pollicis longus	C7–Th1	N. medianus
M. adductor pollicis	C8–Th1	N. ulnaris
M. abductor digiti minimi	C8–Th1	N. ulnaris
M. flexor digiti minimi brevis	C8–Th1	N. ulnaris
M. opponens digiti minimi	C8–Th1	N. ulnaris
Mm. interossei	C8–Th1	N. ulnaris
Mm. lumbricales	C8–Th1	N. medianus

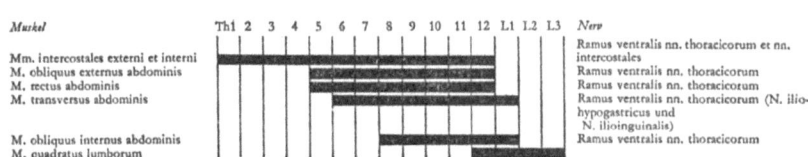

Abb. 3

Muskel	Segmente	Nerv
Mm. intercostales externi et interni	Th1–Th12	Ramus ventralis nn. thoracicorum et nn. intercostales
M. obliquus externus abdominis	Th5–L1	Ramus ventralis nn. thoracicorum
M. rectus abdominis	Th5–Th12	Ramus ventralis nn. thoracicorum
M. transversus abdominis	Th7–L1	Ramus ventralis nn. thoracicorum (N. iliohypogastricus und N. ilioinguinalis)
M. obliquus internus abdominis	Th8–L1	Ramus ventralis nn. thoracicorum
M. quadratus lumborum	Th12–L3	

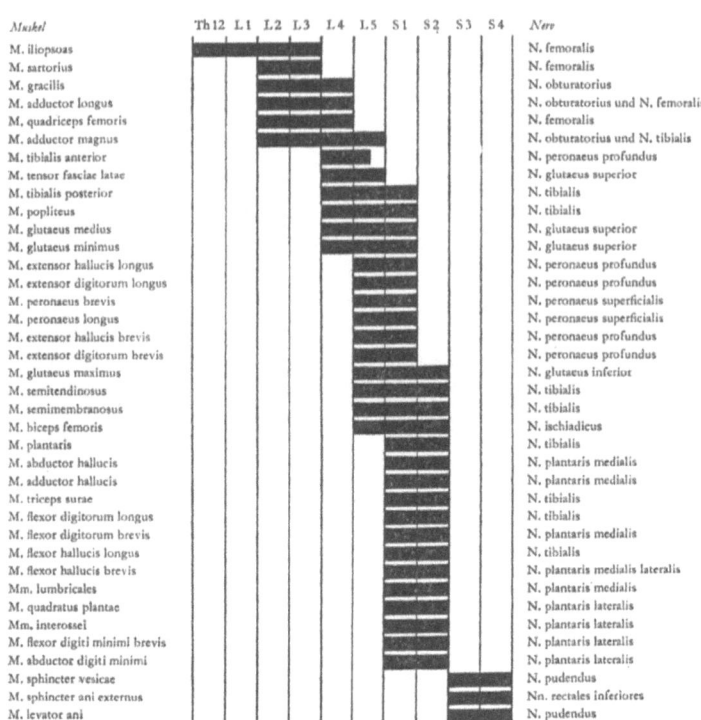

Abb. 4. Die radikuläre und periphere Innervation der Muskeln. Teil 3: Th 12 bis S 4.

Die klinisch wichtigsten Reflexe

Kopfbereich	Schulter-Armbereich	Rumpf	Untere Extremitäten	ferner wichtig
Pupillenreflexe	Bicepsreflex C 5—6	BDR D 7—12	Adduktorenreflex L 2—3 (L 4)	Deltoideustest
Cornealreflex	Radius-Periostreflex C 5—6	Cremasterreflex L 1—2	PSR (L 2) L 3—4	Beintest
Schmerzreflex	(= Brachioradialis-Reflex)	Analreflex S 5	TPR L 5	
Masseterreflex	Tricepsreflex C (6—)7 (D 1)		(Jendrassikscher Handgriff)	
Würgreflex	Trömner und Knipsreflex		ASR S 1(—2)	
Freß- oder Saugreflex	(= Fingerbeugerreflex)		Mendel-Bechterew und	
Palmomentalreflex	Greifreflex		Rossolimo	
Schnauzenreflex			(= gesteigerter	
(Chvostek)			Plantarmuskelreflex)	
			Fußsohlenreflex	
			Babinski	
			Oppenheim	
			Gordon	
			Fluchtreflex	

Schema der segmentalen bzw. radikulären und der peripheren Hautinnervationen

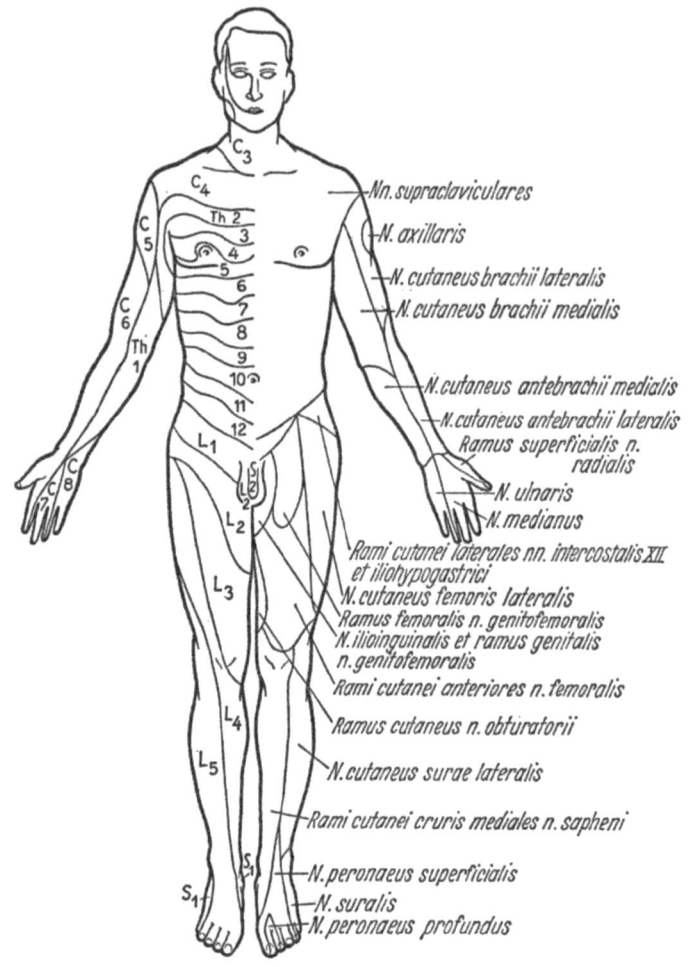

Abb. 5. Sensible Versorgung der Haut. Rechte Körperhälfte: radikuläre Areale. — Linke Körperhälfte: Areale der peripheren Nerven.

▶

Abb. 7. Sensible Versorgung der Haut. Rechte Kopfseite: radikuläre Areale. — Linke Kopfseite: Areale der drei Trigeminusäste.
Nucleär bedingte Trigeminusausfälle können manchmal auch zwiebelschalenförmig Mund und Nase umgreifen.

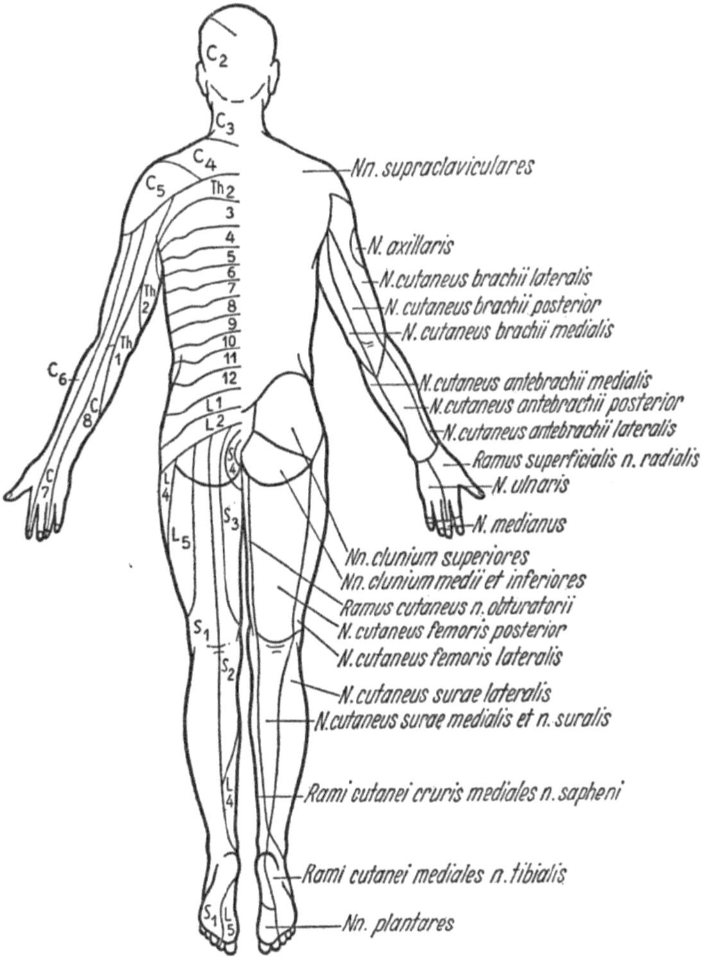

Abb. 6. Sensible Versorgung der Haut. Linke Körperhälfte: radikuläre Areale. — Rechte Körperhälfte: Areale der peripheren Nerven.

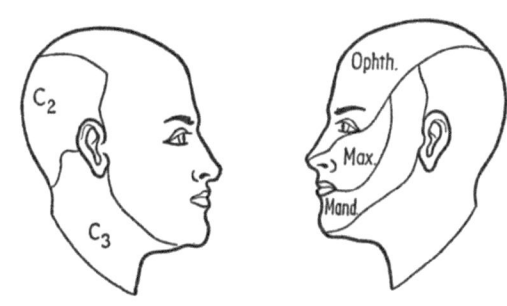

Abb. 7

Topographische Beziehungen zwischen den Rückenmarksegmenten und den Wirbelkörpern, Dornfortsätzen und Wurzelaustrittsstellen

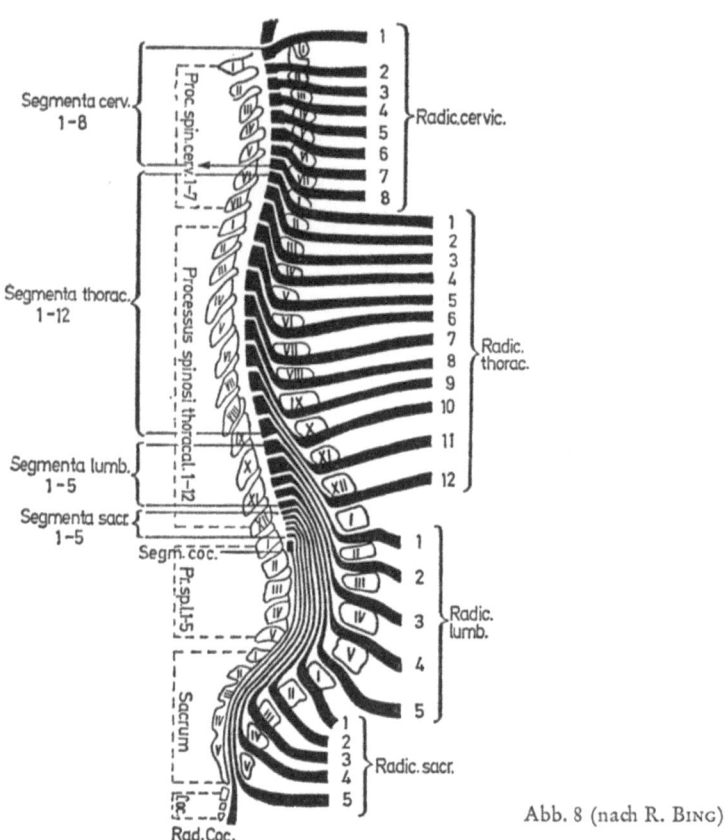

Abb. 8 (nach R. Bing)

Aphasie, Alexie, Agraphie, Akalkulie, Apraxie

Zunächst Prüfung der Bewußtseinslage und der Funktionstüchtigkeit der Sinnesorgane.

Folgende Einzelleistungen sind zu prüfen:
1. *Spontansprache.* Mangelnder Sprachantrieb? Sprachverarmung? Logorrhoe? Außerdem Sprachrhythmus und Melodik beachten. Dann Prüfung durch einfache Fragen zur Vorgeschichte, Beschreibung der beruflichen Tätigkeit oder eines anderen vertrauten Sachgebietes. Dabei auf Umfang und Klarheit der verfügbaren Begriffe, auf verbale und literale Para-

phasien sowie auf Agrammatismus achten. Werden Worte oder Silben perseveriert? Stellungnahme des kranken Pat. zum Defekt.

2. *Sprachverständnis.* Versteht der Pat. leichtere und kompliziertere Aufträge? Zeigenlassen von Gegenständen im Zimmer oder von eigenen Körperteilen. Verständnis für abstrakte Begriffe. Verständnis für schriftlich gegebene Aufträge. Zeigenlassen von Lauten, Silben oder Worten auf einer Tafel. Stellungnahme des Pat. zum eigenen Defekt.

3. *Nachsprechen* von Worten mit und ohne verdecktem Mund des Prüfers, von Einzellauten, sinnvollen oder sinnlosen Silben oder Worten und Sätzen.

4. *Wortfindung.* Benennung von dargebotenen Gegenständen oder einzelnen Köperteilen. Buchstabierenlassen von einfachen und komplizierteren Wörtern. Erweiterte Prüfung der Wortfindung durch Aufzählversuch von BUSEMANN oder durch Assoziationsversuch.

5. *Reihensprechen.* Zählen von 1 bis 20, Wochentage, Monatsnamen, das ABC, auch rückwärts.

6. *Schreiben.* Vergleich der Spontanschrift mit früheren Schriftproben. Abschreiben. Diktatschreiben.

7. *Lesen.* Einzelbuchstaben, sinnvolle und sinnlose Silben und Sätze, lautes und stilles Lesen prüfen. Einzelbuchstaben sprachlich und schriftlich zu Wörtern zusammenfassen lassen.

8. *Rechnen.* Zunächst Vorprüfung: Lesen- und Schreibenlassen von Zahlen, dann nicht zu schwierige Additionen und Subtraktionen.

Bei der Apraxie

1. Elementare Bewegungen (z. B. in die Hände klatschen, Stirnrunzeln, Vorstülpen des Mundes, Spreizen der Finger, Faustschluß).
2. Reflexive Bewegungen (Zeigen von Nase, Ohr und Augen, Wischen der Augen, sich kratzen oder kitzeln).
3. Ausdrucksbewegungen (z. B. Drohen, Winken, Schwören, lange Nase machen).
4. Markieren von Objektbewegungen (z. B. Zeigen, wie man Fliegen fängt, Klavier spielt oder Geld zählt).
5. Nachahmenlassen der unter 1. bis 4. angeführten und durch den Untersucher vorgemachten Bewegungen.
6. Durchführung von Objektbewegungen (z. B. Kämmen, Knoten machen, Zigarette anzünden).
7. Zeichnen geometrischer Figuren und Legen derselben mit Stäbchen, Streichhölzern usw. (nach LAUBENTHAL).

Intelligenzprüfung

Schema einer einfachen Intelligenzprüfung
1. *Orientierung*
    Zeitlich
    Örtlich
    Personell

2. Schulwissen und allgemeines Lebenswissen

Zu welchem Land gehört der Heimatort?
Landeshauptstadt?
Hauptstadt von Frankreich, Italien?
In welcher Himmelsrichtung liegt Italien?
Deutsche Flüsse?
Wer war Luther?
Wer war Adenauer?
Entdecker Amerikas? Wann?
Jahreszahlen und Gegner beider Weltkriege?
Große deutsche Dichter?
Was bedeutet Weihnachten?
Wozu dient das Herz?
Wo geht die Sonne auf?
Himmelsrichtungen?
Warum Häuser in der Stadt höher als auf dem Land?
Woher kommt der elektrische Strom?
Welchen Treibstoff benutzen Autos?
Wozu sind Krankenkassen da?
Wieviel Wochentage? — Aufzählen vorwärts — rückwärts
Wie wird Brot hergestellt?

Was tun Sie, wenn sie 2 Liter abmessen wollen, aber nur ein 3 Liter- und ein 5 Liter-Gefäß haben?

Rechnen:

(7×9?)	(12×13?)
(10:2?)	(81:3?)
(57−16?)	(62−19?)
(25+15?)	(17+29?)

Wieviel Zinsen geben 300 DM zu 3% in 2 Jahren?
Wieviel muß man zu 5 DM dazugeben, damit es 11 DM werden?
Wenn 1½ Pfd. 15 Pf kosten, wieviel kosten 2 Pfd.?
6 Arbeiter brauchen zu einer Arbeit 4 Std, wie lange brauchen 3 Arbeiter?

3. Begriffsbildung

Was sind Rosen, Nelken, Tulpen ...? — Tisch, Stuhl, Schrank ...?
Nennen Sie Getreidearten! — Metalle!

Unterschied zwischen:

Teich — Bach? — Treppe — Leiter? — Kind — Zwerg? — Korb — Kiste? — Borgen — Schenken? — Lüge — Irrtum? — Geiz — Sparsamkeit?
Was ist eine Insel? — Eine Halbinsel?

4. Urteils- und Kombinationsfähigkeit

Satz aus 3 Wörtern bilden:

Jäger — Hase — Feld
Schule — Bildung — Leben

Lückentext:

Im Winter gibt es ... und ... Die Tage sind im Winter ... und die ... lang. Alle Menschen freuen sich auf das schöne ...-fest.

Wörter zu Sätzen ordnen:

Zimmer Sonne jeden die mein scheint Mittag in
Ein verteidigt Herrn guter Hund mutig seinen

Sprichwörter:

Hunger ist der beste Koch.
Lügen haben kurze Beine.
Der Apfel fällt nicht weit vom Stamm.
Wie man in den Wald ruft, so hallt es wider.

Sinnwidrigkeiten:

Bei Eisenbahnunglück letzter Wagen zertrümmert, daraufhin Anordnung, daß künftig bei allen Zügen der letzte Wagen abzuhängen sei.
Die Nacht war so dunkel, daß der Blinde den Heimweg nicht fand.
Ein Mann verlangt am Schalter eine Fahrkarte und antwortet auf die Frage „Wohin?": „Das geht Sie nichts an."

Fangfragen:

Wie lange dauerte der Dreißigjährige Krieg?
An welchem Fluß liegt Frankfurt am Main?
Wo und wovon lebt der ägyptische Lämmergeier?

5. *Nacherzählungen*

Biene-Taube-Geschichte, Salzesel-Geschichten, Hund-Fleisch-Geschichte, Fuchs-Rabe-Geschichte.

Salzesel-Geschichte

Ein Esel, der mit Salz beladen war, mußte durch einen Fluß waten. Mitten im Fluß stolperte der Esel. Behaglich blieb er in der kühlen Flut liegen, bis das Salz geschmolzen war. Als der Esel wieder aufstand, ging er, von seiner Last erleichtert, weiter. Langohr merkte sich diesen Vorteil, und als er wieder einmal durch den Fluß waten mußte, diesmal aber mit Schwämmen beladen, fiel er absichtlich nieder, sah sich aber arg getäuscht: die Schwämme sogen sich so voll Wasser, daß die Last ganz schwer wurde und der Esel ertrank. (Moral der Geschichte: Eines schickt sich nicht für alles.)

6. *Gedächtnis und Merkfähigkeit*

Merken einer vierstelligen Zahl: 8716
Merken eines viersilbigen Wortes:
Vorhangstange, Orangensaft, Beredsamkeit.
Wiederholung der Zahl und der Worte durch den Pat. nach 5 min.

Zahlenreihen:
1 3 5 7
1 2 3 7 8
1 2 4 5 7 8
2 3 5 6 8 9
4 1 5 3 9 2
3 2 6 7 5 9 1

Intelligenzprüfung siehe auch KLOOS, G.: Anleitung zur Intelligenzprüfung in der psychiatrischen Diagnostik. 5. Aufl. Stuttgart: Fischer 1965.

Testuntersuchungen

1. *Intelligenz*-Test nach BINET-SIMON für Wahrnehmung, Merkfähigkeit, Gedächtnis, Auffassungs- und Kombinationsvermögen, Fähigkeit zum Vergleichen, Urteilen, Schlüsse ziehen, zu Kritik und praktischen Überlegungen. Gültig für 3. bis 16. Jahr.
   „Binetarium" von O. BOBERTAG. Testverlag Wolf, Stuttgart-Bad Cannstatt, König-Karl-Str. 24.
   Intelligenzquotient $IQ = \frac{IA \text{ (Intelligenzalter)}}{LA \text{ (Lebensalter)}}$
   Bewertungsskala (nach W. STERN):
   IQ von 0,84—0,80 = fraglich debil
   IQ von 0,79—0,70 = debil
   IQ von 0,69—0,40 = imbezill
   IQ unter 0,39 = idiotisch

2. HAWIK (Hamburg-Wechsler-*Intelligenztest* für Kinder). Bern-Stuttgart: H. Huber 1966 (mit ausführlicher Anleitung).
   HAWIE (für Erwachsene) ebendort zu beziehen.
   Es handelt sich um die deutsche Bearbeitung des Wechsler Bellevue Adult Intelligence Scale.

3. *Intelligenztest* von KRAMER, J.: Solothurn (Schweiz): Antoniusverlag 1965. Modernisierter Binet-Test.

4. *Entwicklungstests* zur Erfassung der seelischen Reife mehr unter ganzheitspsychologischen Gesichtspunkten.
   a) Test von GESELL bis zum 5. Lebensjahr.
   b) Test von BÜHLER-HETZER (am meisten gebraucht), für das 1. bis 6. Lebensjahr, zusammengestellt in BÜHLER-HETZER: Kleinkindertest. 2. Aufl. München 1953. Für das 5. bis 13. Lebensjahr in: HETZER, H.: Entwicklungs-Testverfahren. Lindau 1950.

5. *Männchen-Test* (J. WINTSCH) zur Erfassung der zeichnerischen Menschendarstellung.

6. *Arbeitsversuch* (KRAEPELIN-PAULI) zur Prüfung der Leistungsfähigkeit und der geistigen Ermüdbarkeit (ab 7. Lebensjahr).

7. *Kompositionsproben* zur Prüfung der Phantasiefähigkeit. Aufforderung: zu 3 Stichworten eine Geschichte erfinden oder Kind — mit Hilfe eines Zauberstabes — als Zauberer agieren lassen. Oder: gemeinsames Erlebnis vom Kind nach 1, 12 und 48 Std wiedererzählen lassen.

8. *Suggestibilitätstest:* Geschichte oder Bild wiedergeben lassen und dabei Suggestivfragen einstreuen.

9. *Katalog-Test* (TRAMER-BAUMGARTEN) zur Erfassung der Interessenrichtung.

10. *Projektionstests* zur Aufdeckung affektbesetzter Komplexe
    a) Fabeltest (LOUISE DUESS).
    b) Thematic Apperception-Test (TAT) von H. A. MURRAY für männliche und weibliche Erwachsene und Jugendliche.
    c) Children Apperception-Test (CAT) von L. BELLAK und S. BELLAK, 2. Aufl. New York 1952.
    d) Sceno-Test von G. VON STAABS bei Kindern besonders geeignet. Zu beziehen durch Frau Dr. G. VON STAABS, Berlin W 15, Brandenburgische Straße 32.
    Dazu: v. STAABS, G.: Der Sceno-Test. 3. Aufl. Bern-Stuttgart: H. Huber 1964.

11. *Charakter-Tests*
    a) Rorschach-(Formdeute-)Test ab 10. Lebensjahr.
    b) Behn-Rorschach-Test unter 10 Jahren.
    c) Z-Test (H. ZULLIGER) zur Schnelldiagnose und Untersuchung von Gruppen.
    d) Wartegg-Zeichentest
    e) Pyramiden-Test (M. PFISTER) für Kinder besonders geeignet.
    Literatur: STERN, E. (Herausg.): Die Tests in der klinischen Psychologie I und II. Zürich: Rascher 1955.

Kombinierter erweiterter Queckenstedt-Versuch

Am horizontal seitlich liegenden Pat.

Erforderlich: Laufendes Ablesen der Druckwerte am lumbalen Steigrohr, durch eine andere Person vom occipitalen Steigrohr. Eine weitere Person, die erst die Jugulariskompression, dann die passive Bauchpresse durchführt. Ein Protokollführer, der mit Stoppuhr oder Sekundenzeiger die Meßzeiten ausruft und die Werte notiert. Millimeterpapier zur Kurvendarstellung.

Die wichtigsten *Kurvenergebnisse* (siehe Abb. 9—11).

Prostigmin-Test (zur Diagnose der Myasthenia gravis pseudoparalytica):

1,5—2,5 mg Prostigminsulfat + 0,5 mg Atropin i.m., bei Vorliegen einer Myasthenie 10—20 min später verschwinden oder bessern sich deutlich die

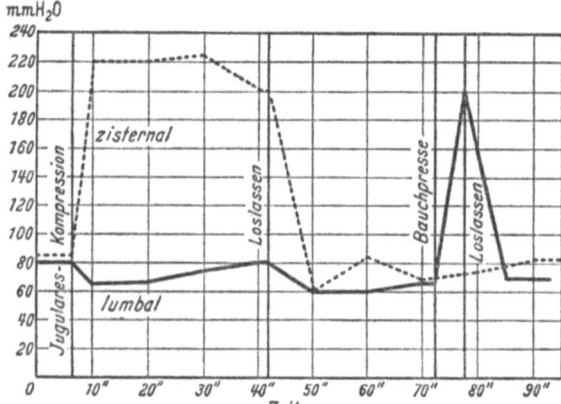

Abb. 9. Erweiterter Queckenstedtscher Versuch bei totalem Stop D 8. Carcinommetastase (Obduktionsbefund).

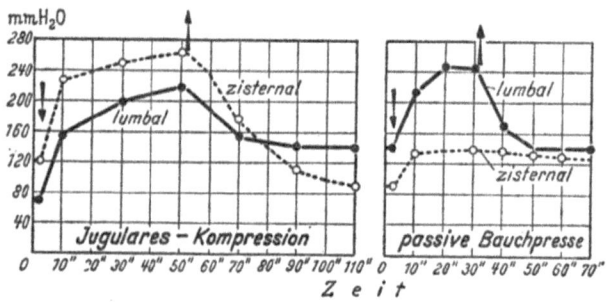

Abb. 10. Partieller Stop bei einem Tumor (Ependymom, Operationsbefund) im Bereich des 1.—3. Lendenwirbels. Die Pfeile geben Beginn und Ende der Kompression an. - - - - zisternale; —— lumbale Druckwelle.

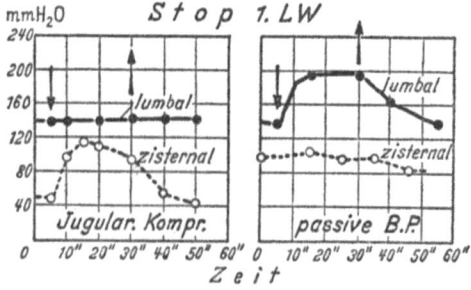

Abb. 11. Totaler Stop bei einem Neurinom in Höhe des 1. Lendenwirbels (Operationsbefund).

Ausfälle, um nach wenigen Stunden wiederzukehren. Cave erhebliche Nebenwirkungen!

Tensilon-Test (in jedem Fall vorzuziehen):
Tensilon „Roche" 0,2 ml der Lösung (entsprechend 2 mg Tensilon) i.v. Wenn nach ½ min keine Reaktion eintritt, 0,8 ml nachspritzen. Bei Myasthenie fast immer nach 1—2 min unverkennbare Besserung, allerdings nur für 5—10 min. Bei i.m. Gabe verzögerte Wirkung.
Kinderdosis: Bis zu 35 kg Körpergewicht nur 0,1 ml, darüber 0,2 ml.
Leerversuch mit physiologischer Kochsalzlösung zur Ausschaltung suggestiver Einflüsse vorausschicken.

Muskelbiopsie

Indikationsbereich: Neuromuskuläre Erkrankungen.
Affektion des peripheren motorischen Neurons? Primäre Myopathie? Stoffwechselstörung mit Beteiligung der Muskulatur? Periarteriitis: Sarkoidose? Endokrine Affektionen mit Muskelsymptomen?
Zur Technik: Ort der Entnahme (in Lokalanaesthesie *ohne* Adrenalin) des Muskelstücks (mindestens 1×1×2 cm) soll ein klinisch sicher befallener, aber nicht völlig atrophischer oder gelähmter Muskel sein.

Nervenbiopsie

Bei Verdacht auf eine Affektion mit Störung des Myelinstoffwechsels, z. B. bei metachromatischen Leukodystrophien.
Ort: Aus einem funktionell nicht wichtigen sensiblen Nerven (z. B. N. suralis).

Gehirnbiopsie

Höchstens bei degenerativen Affektionen oder chronisch-progredienten Encephalopathien des Kindesalters. Klinisch nicht entscheidend und nicht ungefährlich.

II. APPARATIVE DIAGNOSTIK

Die konventionelle elektrische Untersuchung der Nerven und Muskeln

Frühester *Zeitpunkt* für eine diagnostisch und prognostisch bedeutsame elektrische Untersuchung bei peripherer Nervenläsion: nach ca. 14—21 Tagen.

Gerät: Jedes elektrodiagnostische Reizgerät, das getrennt faradischen und galvanischen Strom liefert. *Plattenelektrode* als indifferente an die Anode (+) angeschlossen, an der Brust fixieren. Knopf-(= Reiz-)Elektrode (differente) an die Kathode (−) anschließen, mit Stromunterbrecher. *Schale* mit warmem Wasser zum Anfeuchten der Elektroden und der Reizstellen. *Handtuch* zum Abtrocknen und als Unterlage.

Reizpunkte am Nerven selbst („indirekt") und über den einzelnen Muskeln („direkt"); siehe Abb. 12—18.

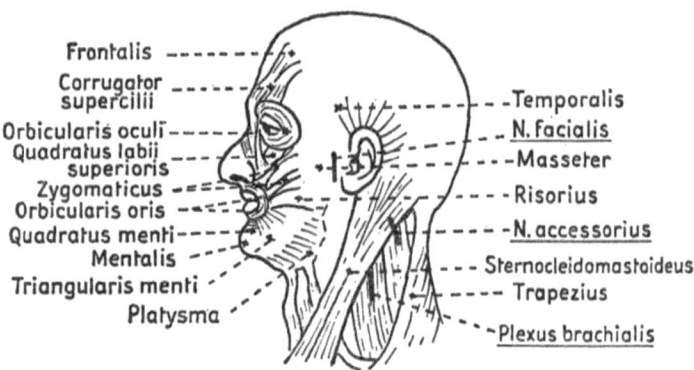

Abb. 12. Reizpunkte für elektrische Untersuchungen für die Muskeln und Nerven des Kopfes und Halses (nach ALTENBURGER).

Reizmethode

Indirekt faradisch, indirekt galvanisch, direkt faradisch, direkt galvanisch.
Komplette oder totale Entartungsreaktion (EAR): Indirekt und direkt faradisch unerregbar (3—4 Tage nach vollständiger Leitungsunterbrechung), indirekt galvanisch unerregbar (nach ca. 14 Tagen), direkt galvanisch: träge, wurmförmige Zuckung bei distaler Verschiebung des Reizpunktes. Eventuell auch Umkehr der Zuckungsformel: ASZ > KSZ (normale Pflügersche Zuckungsformel: KSZ > ASZ > AÖZ > KÖZ).

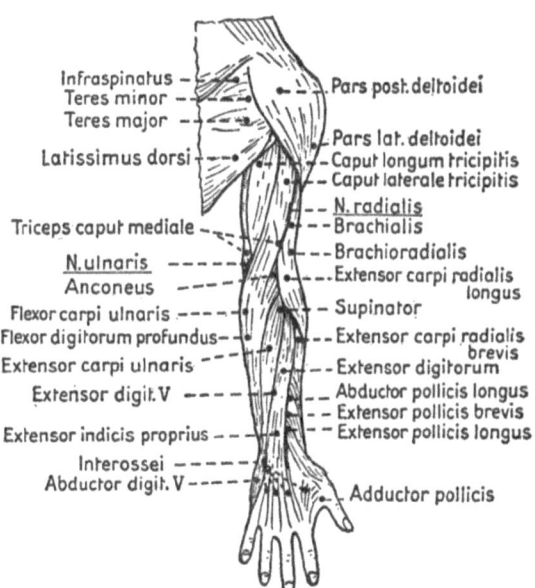

Abb. 13. Reizpunkte für elektrische Untersuchungen für die Muskeln und Nerven der oberen Extremität (nach ALTENBURGER).

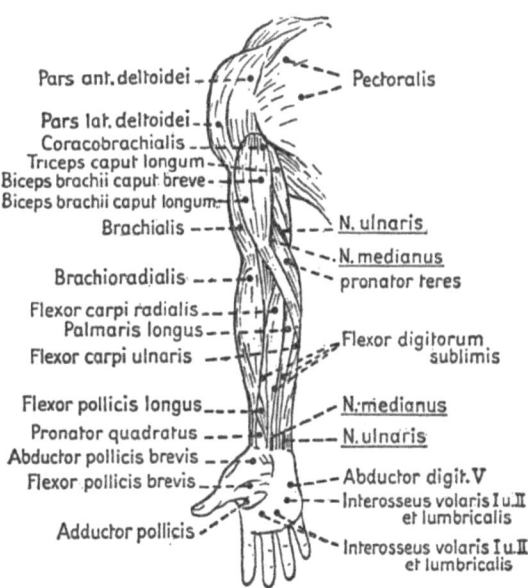

Abb. 14. Reizpunkte für elektrische Untersuchungen für die Muskeln und Nerven der oberen Extremität (nach ALTENBURGER).

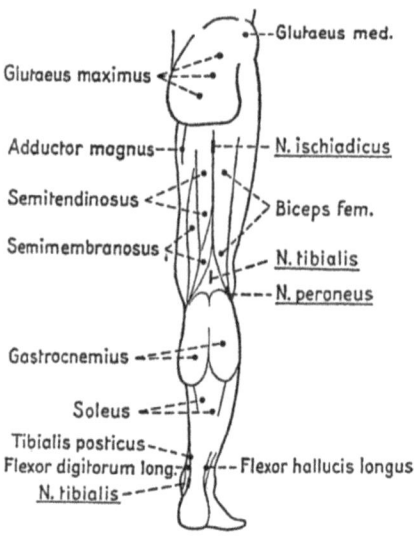

Abb. 15. Reizpunkte für elektrische Untersuchungen für die Muskeln und Nerven der unteren Extremität (nach ALTENBURGER).

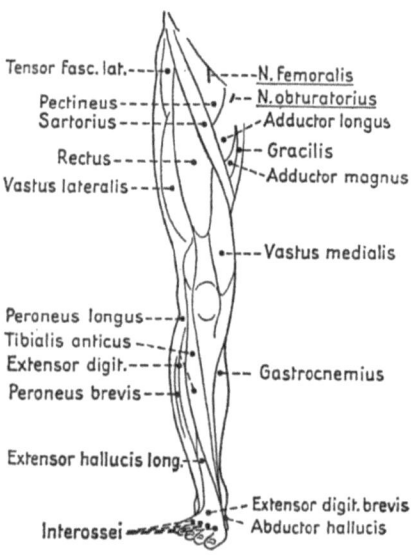

Abb. 16. Reizpunkte für elektrische Untersuchungen für die Muskeln und Nerven der unteren Extremität (nach ALTENBURGER).

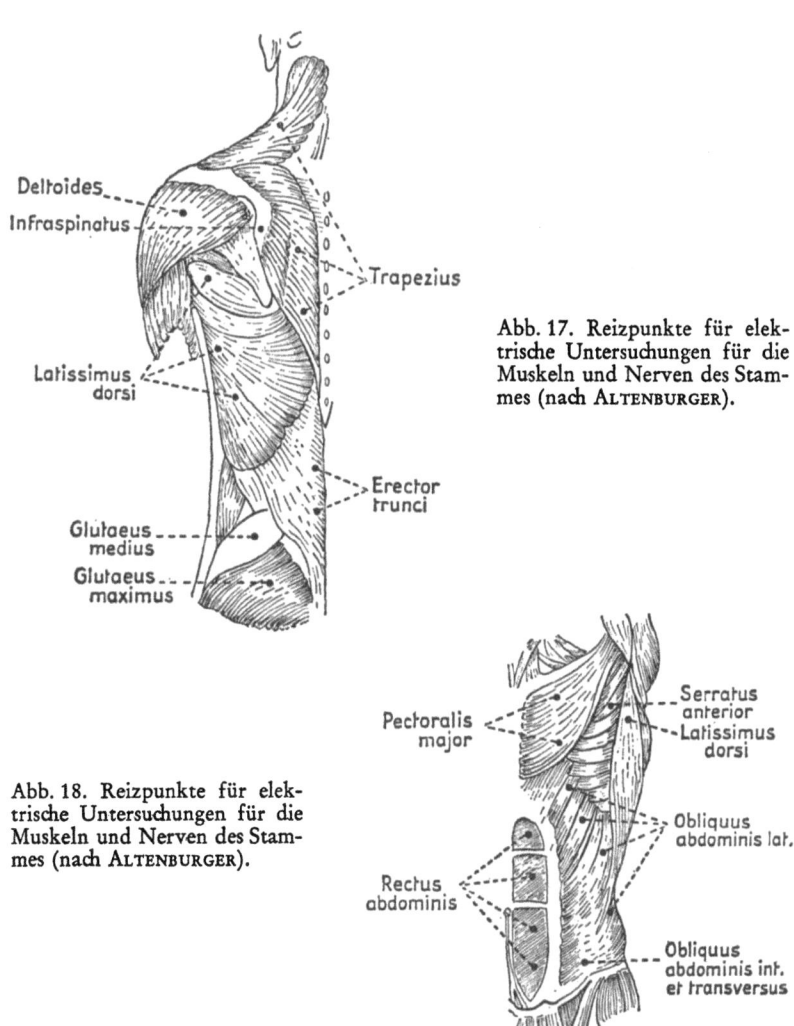

Abb. 17. Reizpunkte für elektrische Untersuchungen für die Muskeln und Nerven des Stammes (nach ALTENBURGER).

Abb. 18. Reizpunkte für elektrische Untersuchungen für die Muskeln und Nerven des Stammes (nach ALTENBURGER).

Partielle EAR (bei Teilschädigung): Träge Zuckung bei direkter galvanischer Reizung, aber indirekte faradische und galvanische oder direkte faradische Reizbarkeit noch teilweise erhalten.

Bestimmung der motorischen Chronaxie

Eine Schwellenmethode, z. B. mit dem „Neuroton". (Diagnostische Prüfungsbogen bei Fa. Siemens erhältlich.)

1. *Rheobase* = (galvanische) Minimalstromstärke, bei der am Reizpunkt des Muskels eine Zuckung auftritt.

2. Rheobase verdoppeln, dann Minimalreizzeit für eine gerade wahrnehmbare Zuckung bestimmen = *Chronaxie* (= doppelte Rheobasennutzzeit).
Normbereich der Chronaxie bis zu 1,0 msec.
Komplette EAR: Chronaxie hoch, meist über 20 msec.
Partielle EAR: Mittlere Chronaxieverlängerungen.
i/t-Kurve durch Aufzeichnung der Nutzzeit für verschiedene Reizstromstärken (Verlaufsdiagnostik!).

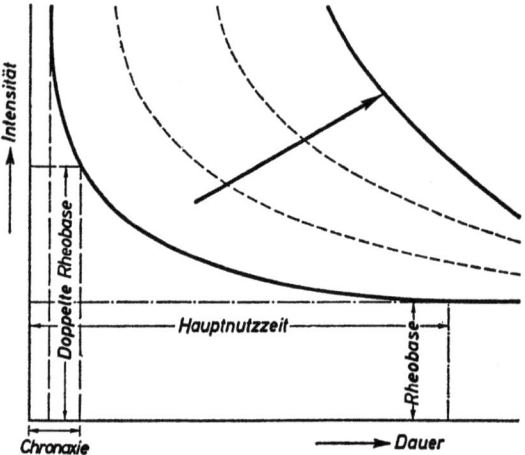

Abb. 19. Stromstärke-Reizzeit-Kurve (i-t-Kurve). Der normale Kurvenverlauf wird bei Denervation in Richtung des Pfeiles verschoben.

Akkommodabilität = Eigenschaft von Nerv-Muskelsystemen, auf langsam ansteigende Stromimpulse weniger stark zu reagieren (= höhere Reizschwelle). Bei Degeneration nimmt sie ab.

$$\text{(Akkommodabilität)} \quad \alpha = \frac{\textit{Galvano-Tetanusschwelle in mA}}{\text{Rheobase in mA}}$$

Normal: = 2,7 bis 5.
Totale Entartung = 1 bis 1,5.

Besondere Phänomene bei der elektrischen Reizung:
„*Myotonische Reaktion*": Nach kurzer (direkter) faradischer Serienreizung lang anhaltende Nachkontraktion des Muskels.
„*Myasthenische Reaktion*": Von einer direkten faradischen Reizung zur nächsten werden die Muskelkontraktionen immer schwächer und verschwinden schließlich. Nach kurzer Pause in gleicher Weise wiederholbar.

Elektromyographie

a) Mit Oberflächenelektroden lediglich für myokinetische Untersuchungen und zur Bestimmung der Erregungsleitungsgeschwindigkeit.
b) Mit Nadelelektroden (Methode der Wahl).

Indikationsbereich: Alle neuromuskulären Störungen.

1. Myogene oder neurogene Parese?
2. Welche besondere Form einer myogenen Parese? (Myotonie, Myotonia congenita Thomsen oder Dystrophia myotonica Steinert, Myasthenia gravis oder myasthenische Syndrome.)
3. Frühstadien der Denervation bzw. einer beginnenden Reinnervation?
4. Periphere neurogene Parese oder chronische Vorderhornaffektion?
5. Erfassung einer allgemeinen und vor allem einer lokalisierten peripheren Nervenschädigung durch Messung der Erregungsleitungsgeschwindigkeit.
6. Erfassung einer radikulären Schädigung auf Grund der neurogenen Ausfälle in den zugehörigen Muskeln.
7. Erfassung von Stoffwechselstörungen, z. B. bei Tetanie.
8. Ischämische Muskelnekrose, Sehnenabriß, Neuromyotonie?

Bei *traumatischen* peripheren Nervenschädigungen empfindlichste Methode zur Erfassung des Schweregrades der Denervation bzw. einer Reinnervation.

Echoencephalographie

Prinzip: Ultraschallwellen werden an Grenzflächen unterschiedlicher Dichte reflektiert, besonders bei senkrechtem Auftreffen (Echo-, Radarprinzip). Zeitintervall zwischen Absendung und Rückkehr des Echos wird gemessen. Schallkopf (= Sender und Empfänger) normalerweise bitemporal (oberhalb des Ohransatzes) aufgesetzt, auf strenge Symmetrie achten!

Man unterscheidet:

Eingangsecho

Mittelecho (ME) von den Mittelstrukturen herrührend (Interhemisphärenspalt, Falx, Pinealis).
  Normal: dem Soll-Echo = Hälfte des Schädeldurchmessers entsprechend.
  Pathologisch: zur Herdgegenseite verschoben.

Endecho (EE) von der Tabula interna der Gegenseite = Schädeldurchmesser minus Schädeldicke.
  Reflexionen von den Ventrikelwänden (3. Ventrikel, Außenwand des Temporalhornes).

Hämatomechos (HE). Pathologische Reflexionen vor dem EE. Bei epiduralen Hämatomen von der abgedrängten Dura, bei subduralen Hämatomen von der Innenseite des Hämatoms herrührend, letztere kleiner und seltener faßbar. Unter Umständen Dicke des Hämatoms meßbar.

Tumorechos bei bestimmten Tumorarten in der Durchschallungsebene.

Wichtigste Indikationen

1. Sicherung oder Ausschluß eines die Mittelstrukturen (Mittelecho) verdrängenden Prozesses. Dann Mittelecho verlagert. (Differenzen bis zu 2 mm müssen noch nicht pathologisch sein = methodische Fehlerbreite, unterschiedliche Kopfwanddicke!) Verschiebung bis 4 mm auch bei Erweichungen, Hirnödemen, Contusio cerebri möglich.
Bei temporalen raumfordernden Prozessen (Tumor, Hämatom) größte Verschiebung, 7 mm und mehr, ab 10 mm meist komatös.
Bei frontalen raumfordernden Prozessen geringste Verschiebung (durchschnittlich 3 mm).
Merke: Im Angiogramm entspricht die Echoverlagerung der Position des inneren Venenwinkels, nicht dem Verlauf der Cerebri anterior.
7 mm Verlagerung entspricht im Rö.-Bild 9—10 mm! Verzerrung!

2. Hämatome (siehe oben) wie Tumoren, evtl. aber mit HE.
Merke: Bei doppelseitigen Hämatomen häufig keine oder nur geringe Mittelechoverlagerung.
40% der chronischen subduralen = doppelseitig.

3. Hydrocephalus (bei Erwachsenen und beim Kind) bzw. abflußbehindernde raumfordernde Prozesse der hinteren Schädelgrube. Dann im Echo Erweiterung des 3. Ventrikels (Normenweite siehe Tabelle).

Hirnmantel-Index (betr. Dicke des Hirnmantels)
Normal 2,0—2,2
Pathologisch über 2,3

$$\text{Berechnung I} = \frac{\text{ME bis EE}}{\text{Temp. Horn bis EE}}$$

(Temporalhorn-Außenwand wandert bei Hydrocephalus nach lateral zum Endecho. Temporalhorn-Echo normalerweise in der Mitte zwischen ME und EE).

Normweite des 3. Ventrikels in Abhängigkeit vom Lebensalter

Neugeborene	2,5 —4,0	mm
½ Jahr	2,75—4,5	mm
1 Jahr	3,0 —5,0	mm
2 Jahre	3,0 —5,25	mm
5 Jahre	3,2 —5,5	mm
10 Jahre	3,25—5,75	mm
20 Jahre	3,4 —6,2	mm
30 Jahre	3,5 —6,4	mm
40 Jahre	3,7 —6,6	mm
50 Jahre	4,0 —6,8	mm
60 Jahre	4,5 —7,0	mm
70 Jahre	5,0 —7,2	mm
80 Jahre	5,5 —7,6	mm

Kopfwanddicke in Abhängigkeit vom Lebensalter

3 Monate	2,5—4,0 — 5,25 mm
6 Monate	3,5—4,75— 6,25 mm
1 Jahr	5,0—7,0 — 8,0 mm
2 Jahre	5,5—7,25— 8,45 mm
10 Jahre	6,0—8,5 —11,0 mm
14 Jahre	7,0—9,0 —12,5 mm
Erwachsene	rd. 10,0 mm

Elektrencephalographie (EEG)

Registriert werden aperiodische Wellenmuster als Ausdruck elektrobiologischer Begleitvorgänge der Hirntätigkeit durch Messung von Potentialdifferenzen zwischen verschiedenen Punkten der Schädeloberfläche. Verschiedene Ableitungsschemata zur unipolaren (monopolaren) oder bipolaren Registrierung. EEG gibt nur Aufschluß über Funktionszustand des Gehirns, keine direkte Registrierung anatomischer Verhältnisse. Nur beurteilbar im Zusammenhang mit dem klinischen Bild. Artefakte müssen erkannt und ausgeschlossen werden.

Beurteilung einer EEG-Kurve

1. *Form* der einzelnen Graphoelemente hinsichtlich *Frequenz*:
Man unterscheidet:

Alpha-Wellen	8—12,5/sec
Beta-Wellen	13—30/sec
Theta- oder Zwischenwellen	4—7/sec
Delta-Wellen	1—3,5/sec
Subdelta-Wellen unter	1/sec

Alpha- und Beta-Wellen (z. T. auch noch wenige kleine Theta-Wellen) bilden das EEG des *gesunden* und *wachen Erwachsenen*.
Theta- und Delta-Wellen *physiol.* beim Säugling und Kleinkind und beim Erwachsenen in der Ermüdung und im Schlaf,
pathologisch bei wachen Erwachsenen, beim größeren Schulkind und beim *Jugendlichen* je nach Alter und Reifegrad.
Amplitude: rd. 50 µV (Schwankungsbreite zwischen 10 und 150 µV).
Form: Beurteilt werden Anstieg, Verlauf und Abfall.
Einfache Formen
a) monomorphe, sinusoidale Formen,
b) polymorphe, vielgestaltige Formen,
c) Sonderformen wie *Spitzen* (spikes), steile schnelle Einzelpotentiale von $<$ 50 msec Dauer. *Steile Wellen* (sharp waves); steile Einzelpotentiale von $>$ 50 msec Dauer.
Komplexe Formelemente mit hoher Amplitude
a) Spike and wave-Komplex (SW) 3/sec = Spitze mit nachfolgender langsamer Welle,
b) Spike and wave-Variante unter 2/sec,

c) Sharp slow wave-Komplex = steile Welle mit nachfolgender langsamer Welle,
d) Polyspike wave-Komplex,
e) K-Komplex, im Schlaf,
f) Radermecker-Komplex bei Leukencephalitis.

2. *Nach topographischer Verteilung der Anomalien*

   (synchron oder asynchron)
   1) symmetrisch oder generalisiert;
   2) asymmetrisch;
      a) halbseitig,
      b) fokalisiert.

3. *Nach chronologischer Verteilung der Anomalien*
   1) kontinuierlich;
   2) diskontinuierlich, vereinzelt oder sporadisch, isoliert
      bis   2 sec = Gruppen,
      über   2 sec = Serien,
      über 10 sec = Strecken.

   Paroxysmen = plötzlich ausbrechende flüchtige Serie diskontinuierlicher, meist rascher Aktivität, von der Hintergrundtätigkeit deutlich abgehoben.

4. *Nach Stabilität des Grundrhythmus*
   a) Normale Rhythmen, hinsichtlich Frequenz und Amplitude weitgehend regelmäßig, stabil (Aidiorhythmie),
   b) abnorme Rhythmisierungsvorgänge = zwischengeschaltete bilaterale symmetrische Gruppen oder Serien anderer Frequenzen (Parenrhythmie),
   c) Dysrhythmie (Ausdruck umstritten) = lang anhaltende hohe, *frequenz- und amplitudenlabile* unregelmäßige Grundtätigkeit, z. T. paroxysmal oder fokal auftretend.

Allgemeinveränderungen (AV) = diffuse Störungen

je nach Gehalt an langsamen Wellenformen leichte, mittelgradige oder schwere AV.

Herdbefunde (= fokale Störungen)
Lokale, umschriebene Verlangsamungen, Abflachungen, lokale Dysrhythmien mit oder ohne Allgemeinveränderungen (mit der Schwere der AV wird Herd verdeckt, ebenso bringt Schlafableitung bezüglich Tumor einen Informationsverlust. Im C-Stadium verschwindet Herdbefund).

Immer pathologisch sind:

1. Frequenzlabilität innerhalb der Alpha- und Betawellen,
2. Dysrhythmien mit Einstreuung langsamer Wellen,

3. Paroxysmale Dysrhythmien mit steilen Zwischenwellen,
4. Krampfentladungen (Krampfpotentiale = konvulsive Wellen, Krampfmuster),
5. Nichtparoxysmale Herdveränderungen, s. o.

Diagnostisch, differentialdiagnostisch und prognostisch bedeutsame Indikationen zur Ableitung eines EEG: Alle herdförmigen und diffusen cerebralen Störungen und Prozesse, alle Anfallszustände und Bewußtseinsstörungen.

Bei Epilepsien auch im anfallsfreien Intervall Nachweis von Krampfpotentialen in 40—60%, bei Kindern im 1. und 2. Lebensjahr bis 80% möglich (je nach Provokationsmethoden und Autor). Nicht sofort, am besten erst 5—8 Tage nach einem Anfall ableiten, da sonst nur unspezifische postparoxysmale Veränderungen erfaßt werden (Informationsverlust).

Bei *rindennahen Tumoren im Großhirnbereich* Lokalisation durch Herdbefund (lokalisierte Verlangsamung, im Idealfall Delta-Fokus). Registriert wird das perifokale Ödem mit einer Verlangsamung des Grundrhythmus. Tumor selbst elektrisch inaktiv. *Infratentorielle Tumoren* mit EEG direkt nicht erfaßbar, bei Hirndruck evtl. unspezifische Allgemeinveränderungen, vielfach aber normaler Kurvenverlauf.

Schweregrad hirntraumatischer Schädigungen in den ersten Wochen (bis 3. Monat) parallel den EEG-Veränderungen, nur beim Kind stärker und länger anhaltend gestörte Kurvenbilder. Bei *Commotio* in den ersten Stunden (bis max. 2—3 Tage) bilaterale Ausbildung langsamer Wellen, dann Normalisierung. Bei *Contusio* kritische Periode 4.—8. Tag (Zunahme der AV mit bilateralen Serien monomorpher langsamer Wellen, evtl. halbseitig betont) durch perifokales Ödem (Hämatom?). Mit Rückbildung des Ödems (parallel der klinischen Besserung) örtliche Störungen besser erkennbar (evtl. massive Delta-Herde in den ersten Wochen). In der Regel Rückbildung bis Ende des 3. Monats. Danach evtl bis 6. Monat noch Unregelmäßigkeiten der Grundtätigkeit, vereinzelt noch einseitige Verminderung der Grundtätigkeit über Monate und Jahre. *Forderung:* EEG-Ableitung in den ersten 3 Wochen (modifiz. nach KUGLER).

III. NEURORADIOLOGIE

Nativbilder

Die *routinemäßigen Schädel-Leeraufnahmen:* im posterior-anterior (p.a.) oder a.p.-verlaufenden Strahlengang und seitlich (= Übersichtsaufnahmen).

Die *Spezialaufnahmen:* Schädelbasis

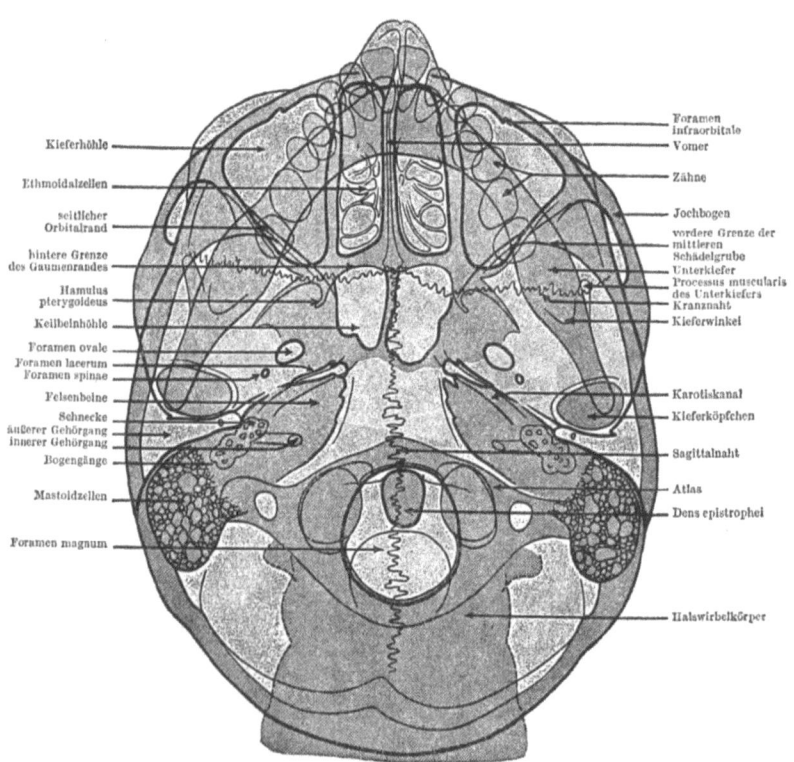

Abb. 20. Skizze zur Schädelbasisaufnahme mit Strahlengang in submentovertikaler Richtung (nach CLARK).

Weitere Spezialaufnahmen: Nasennebenhöhlen, des Foramen opticum nach RHESE, des Kiefergelenkes, des Os temporale und des Mastoids nach SCHÜLLER, des Meatus acusticus internus und der Incisura Trigemini des Felsenbeins nach STENVERS, des Tuberculum jugulare nach TÄNZER, der Sella turcica, des Occiputs und des Foramen occ. magnum (halbaxial fronto-occipital). Ferner der hinteren Schädelgrube und des Foramen occ. magnum (vertiko-submentaler Strahlengang).

Zur weiteren Differenzierung: Kontaktaufnahmen und Tangentialaufnahmen bei lokalen Kalottenveränderungen. Stereoskopische Aufnahmen (zur Fremdkörperlokalisation). Tomographische Aufnahmen.

Wirbelsäule: Zunächst die üblichen a.p. und seitlichen Übersichtsaufnahmen.

Spezialaufnahmen: Schrägaufnahmen zur Darstellung der Foramina intervertebralia, ferner der cranio-cervicalen Übergangsregion (meist auch tomographisch), des Dens epistrophei (durch den geöffneten Mund).

Bezugslinien zur Diagnose einer *basilären Impression:* Im Seitenbild die Palatooccipital-Linie (Chamberlain), Densspitze normalerweise unterhalb davon.

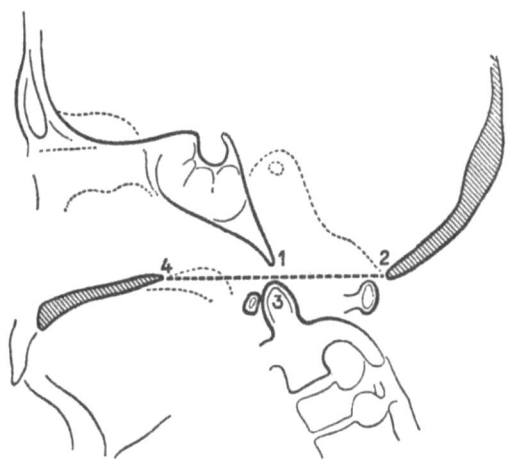

Abb. 21. Normalfall. 1 unt. Clivusende, 2 hint. Ende des For. occ., 3 Epistropheuszahn, 4 Begrenzung des harten Gaumens, 2—4 Linie nach CHAMBERLAIN.

Im sagittalen Strahlengang: Die Mastoidlinie (von Spitze zu Spitze) an die normalerweise die Densspitze gerade heranreicht.

Biventerlinie, ca. 1 cm höher (von Ansatzpunkt zu Ansatzpunkt des M. biventer) nach FISCHGOLD und METZGER (siehe Abb. 22, S. 28 oben).

Beachte auch die Höhe der Atlantooccipitalgelenke und die Verlaufsrichtung der Schädelbasis (normal nach innen und unten).

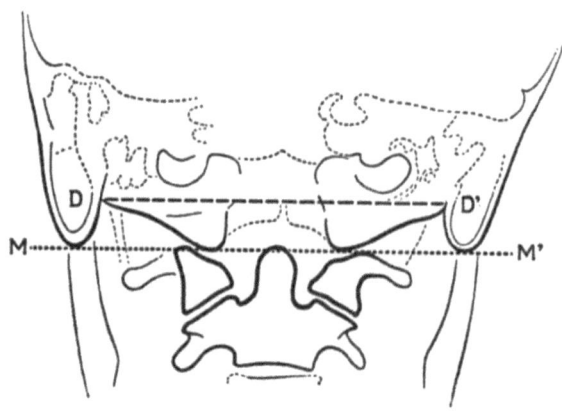

Abb. 22. Linie nach FISCHGOLD-METZGER; Normalfall. M—M = Bimastoid-Linie, D—D = Digastrische Linie.

Kontrastmittelverfahren

Zuvor stets erst die Röntgen-Leeraufnahmen!

Die schmerzlosen Untersuchungsmethoden: Röntgen-Leeraufnahmen, EEG, Echoencephalographie, Szintigramm.

Die schmerzhaften Methoden: Luftencephalographie (suboccipital oder lumbal), Angiographie, Ventrikulographie (mit Luft oder Jodölen).

Luftencephalographie

Kontraindikation bei Fällen mit stärkerer intrakranieller Drucksteigerung (Stauungspapille von mehr als 1,5—2,0 Dptr.), vor allem bei Tumoren der hinteren Schädelgrube, aber auch bei schlechtem Allgemeinzustand.

Bei vorhandenen Seitenzeichen und Verdacht auf einen Herdprozeß immer erst die Angiographie!

Durchführung am nüchternen Patienten.

Prämedikation: Nicht unbedingt erforderlich, wenn der Pat. ruhig und kreislaufstabil ist. Depot-Novadral, Psyquil + Atosil + Dolantin (je 1 ml).

Gesamtmenge des Liquors beträgt 140—160 ml.

Methoden

1. „Kleine" Encephalographie (nach SCHALTENBRAND) nach Suboccipitalpunktion am sitzenden Patienten mit Liquorentnahme durch Spritze in kleinen Portionen von 2—5 ml und jeweiligem spontanen Einstreichenlassen von Luft nach Absetzen der Spritze. Gesamtmenge des entnommenen Liquors ca. 25—50 ml. Schonendste Methode.

2. **Lumbale Methode:** Abtropfen von je 10 ml Liquor, dann jeweils etwa gleiche Menge Luft einblasen.
3. **Fraktionierte Methode** nach BECKER und RADTKE mit langsamem Liquor-Luftaustausch ohne Absetzen der 20 ml-Spritze um je 1 ml. Dauer 20 bis 30 min. Zur Ventrikelfüllung nach vorn unten geneigter Kopf (Protub. occ. ext. und obere Ohrmuschelgrenze in gleicher Höhe). Stirnkopfschmerz zeigt Ventrikelfüllung an, Pausen einlegen. Bei anhaltendem Schläfenschmerz Beendigung. Zur reinen Darstellung des Subarachnoidealraums Kopf mehr rückwärts geneigt. 10—15 ml in 10 min genügen.
4. **Überdruckmethode** nach LINDGREN lumbal oder (seltener) occipital. Nach Abtropfen des Liquors gleich 5 ml Luft langsam einblasen. Dann weiterer Luft-Liquor-Austausch in kleinen Portionen. Anwendung vor allem bei schon bestehendem Hirndruck möglich.
5. **Kontinuierliche Gaseinblasung** mit mechanischer Injektionsspritze (Perfusor von Braun, Melsungen) in einer Geschwindigkeit von 5 oder 10 ml Gas in der Minute.

Beachte: Jeden Kollaps vermeiden. Bei Transport und Umlagerung stets vorsichtig, langsam und sanft. Keine Seitenlagerungen (zur Vermeidung der Luftabwanderung zu einer Seite), erst bei den letzten Aufnahmen (in Seitenlage) gestattet. In den nächsten 2—3 Tagen Bettruhe.

Standardaufnahmen (möglichst rasch nach der Füllung)
1. a.p. und seitlich zur Darstellung der vorderen Ventrikelbereiche;
2. p.a. und seitlich für die hinteren Anteile;
3. in Seitenlage rechts (für linkes Unterhorn) und links (für rechtes Unterhorn).

Spezialaufnahmen
1. Hängelage des Kopfes in Rückenlage, seitliche Aufnahme für die basalen Zisternen und vorderen Abschnitte des 3. Ventrikels.
2. Seitliche Aufnahme im Sitzen für die Ventrikeldächer.
3. Tomographie.
4. „Kontrollierte" Luftencephalographie vor dem Bildschirm.
5. 24 Std-Kontrolle.

Todesfälle nach Encephalographien in ca. 0,25% (meist durch rasche Verschlechterung des Grundleidens). Sonstige *Zwischenfälle* insgesamt ca. 3%.

Seitenventrikel-Index (SV) nach SCHIERSMANN zur Beurteilung der Ventrikelgröße im a.p. Bild: größte Schädelbreite geteilt durch größte Ventrikelbreite.

SV-Index von 3,0: sicherer Hydrocephalus
3,5—3,0: mäßige Erweiterung (meist pathol.).
4,0—3,5: Plumpe Ventrikelform noch im Bereich des Normalen.
über 4,0: normal.

Aber auch die *Form* der Ventrikel ist maßgebend.

Normalweite des *3. Ventrikels:* bis 0,5 (bis 0,8) cm.

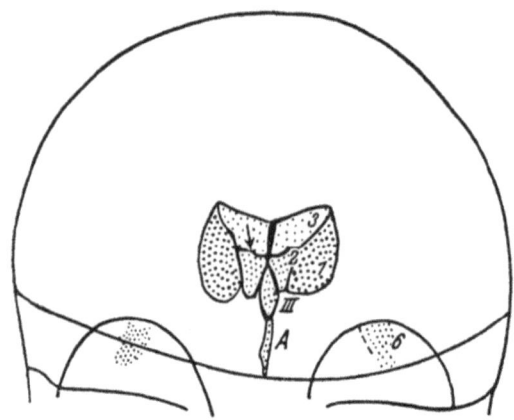

Abb. 23. Schematische Darstellung des Ventrikelbildes der a.-p.-Aufnahme (Bezeichnungen wie Abb. 25).
III = III. Ventrikel, A = Aquädukt, ↘ = Obere Begrenzung der Stammganglien.

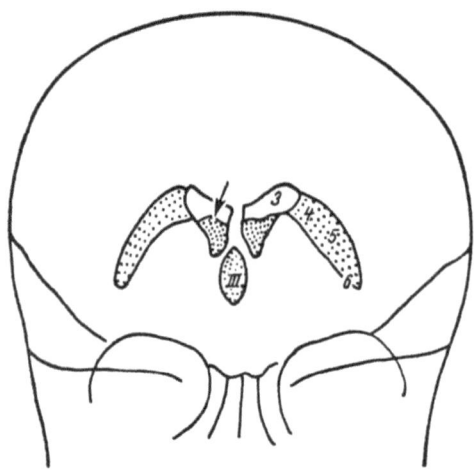

Abb. 24. Schematische Darstellung des Ventrikelbildes der p.-a.-Aufnahme (Bezeichnung wie Abb. 25).
↗ = Obere Begrenzung der Stammganglien.

Cerebrale Angiographie (Carotis- und Vertebralis-Kreislauf)

Kontraindikation: Allergische Reaktionslage (mit Einschränkung), M. Basedow, höheres Lebensalter (für doppelseitige Angiographie in einer Sitzung), frische vasculäre Insulte und vorangegangene mehrfache Insulte (sofern nicht entscheidende therapeutische Konsequenzen zur Diskussion stehen).

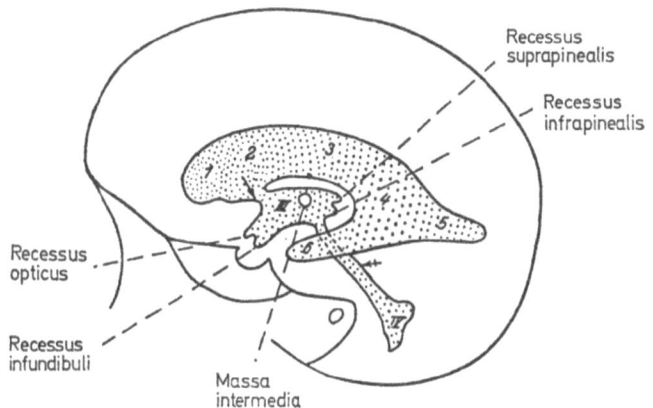

Abb. 25. Schematische Skizze der Ventrikel in Seitenlage.
1 vorderer, 2 hinterer Abschnitt der VH, 3 Kammermittelteil,
4 Ventrikeldreieck, 5 HH, 6 UH,
III = III. Ventrikel, IV = IV. Ventrikel, ↔ = Foramina Monroi, ← = Aquädukt.

Vorprobe zum Ausschluß einer Jodüberempfindlichkeit (problematisch, kann versagen, juristische Verpflichtung nicht geklärt). Am Vorabend i.v.-Test mit 1 ml des Kontrastmittels, anschließend evtl. allergische Symptome beobachten: Niesreiz, conjunctivale Reizung, Hautjucken oder Exanthem, anaphylaktischer Schock.

Prämedikation: 1/2 Std vor dem Eingriff 1 Amp. Dolantin (100 mg) und Atropin (0,5 mg), bei Unruhe mit 1 Amp. Psyquil. Vollnarkose nur im Notfall und mit kurzer Wirkungsdauer (evtl. Intubationsnarkose).

Komplikationen vom Grundleiden, von der technischen Erfahrung und von Menge und Konzentration des Kontrastmittels abhängig.

Mortalität insgesamt 0,23%, bei diffusen stärkeren Gefäßprozessen bis zu 3%. Bleibende neurologische Ausfälle: 0,24%, vorübergehende 0,73%, bei diffusen Gefäßprozessen bis zu 10%. Anfälle als Komplikation bis zu 3,28% (ohne Narkose).

Nach der Angiographie 1 Tag Bettruhe, Druckverband (bei Hämatom), Eiskrawatte für einige Stunden.

Methoden

Carotisangiographie durch percutane Punktion der Carotis communis oder der Carotis interna allein am Hals.

Vertebralisangiographie durch

a) Punktion entweder der A. vertebralis selbst (im Canalis costotransversarius des 6. bis 2. HW) oder der A. subclavia, am besten der A. brachialis rechts gleichzeitig mit Carotisfüllung, links nur des Vertebralisbereichs).

b) Kathetermethode (von der A. brachialis oder der A. femoralis aus), gefährlicher.

Kontrastmittel: In Deutschland zur Zeit am meisten verwendet Angiografin 60% — Schering oder Conray 60% — Byk-Gulden.

Kontrastmittelzwischenfälle

Bei akuten bedrohlichen Zuständen ist folgendes Vorgehen empfehlenswert:
1. i.v. Injektion eines Corticoids, z. B. 10—20 mg Dexamethason; bei Nichtansprechen evtl. Wiederholung der Injektion nach einigen Minuten.
2. Kanüle in der Vene belassen und Volumensubstitution mit Blutersatzmitteln (z. B. Rheomakrodex, notfalls 5%ige Glucose, außer bei Verdacht auf Lungenödem).
3. Sauerstoffbeatmung, soweit erforderlich, notfalls Überdruckbeatmung.

Die weiteren Maßnahmen richten sich nach dem Verlauf bzw. den Symptomen, die im Vordergrund stehen:

Bei *Kreislaufinsuffizienz* langsame i.v. Injektion von peripher wirkenden Kreislaufmitteln (z. B. Novadral, Effortil) bzw. Zusatz von Nor-Adrenalin (Arterenol) zum Tropf (5 mg in 500 ml Flüssigkeit, Dosierung nach Wirkung etwa 10—20 Tropfen pro Minute); gegebenenfalls zum Tropf Sympathicolytica, z. B. Hydergin 0,3—0,9 mg; laufende Puls- und Blutdruckkontrolle.

Adrenalin sowie zentral wirkende Kreislaufmittel (Analeptica) sollten vermieden werden.

Bei Herzstillstand (asystolische Form des Kreislaufstillstandes) sofort extrathorakale Herzmassage mit künstlicher Beatmung, möglichst Intubation.

Bei Kammerflimmern (tachysystolische Form des Kreislaufstillstandes) Versuch mit Procainamid (Novocamid) (0,025—0,050 g/min, insgesamt 0,3 bis 0,5 g als Einzeldosis), sonst — wenn möglich — Thorakotomie, Herzmassage und Defibrillierung.

Bei Lungenödem Aderlaß, langsame i.v. Injektion von 40%iger Traubenzuckerlösung (100 ml und mehr) und $1/8$—$1/4$ mg Strophanthin i.v. zusammen mit einem schnell wirkenden Diureticum (Lasix oder Salyrgan i.v.).

Bei cerebralen Symptomen (Unruhe, Krämpfe, Hemiplegie usw.) Theophyllinpräparate i.v.; bei schweren Krampfzuständen, extremer Unruhe evtl. Injektion eines i.v. Kurznarkoticums (z. B. Trapanal).

Bei allergischen Symptomen wie schwerer Urtikaria, Asthmaanfall, Glottisödem u. ä., neben Corticoiden langsame i.v. Injektion von Calcium und einem Antihistaminicum (cave Calcium bei Therapie mit Herzglycosiden).

Normalbilder (siehe Abb. 26 und 27)

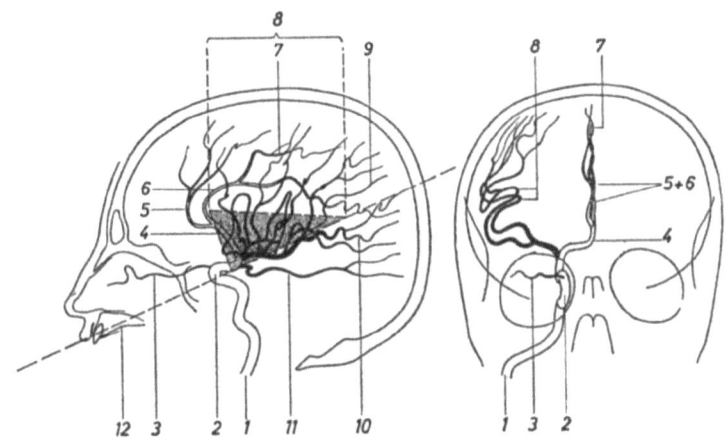

Abb. 26 a—b. Verlauf der cerebralen Arterien im normalen Carotisarteriogramm. Im seitlichen und a.-p.-Bild (nach KRAYENBÜHL und YASARGIL).
1 A. carotis interna, 2 Carotis-Siphon, 3 A. ophthalmica,
4 A. cerebri anterior, 5 A. frontopolaris, 6 A. pericallosa,
7 A. callosa-marginalis, 8 Sylviisches Dreieck, 9 A. gyri angularis,
10 A. temporalis posterior, 11 A. cerebri posterior, 12 harter Gaumen.
Man beachte die Inzisivum-Linie, auf welcher die A. cerebri media verläuft.

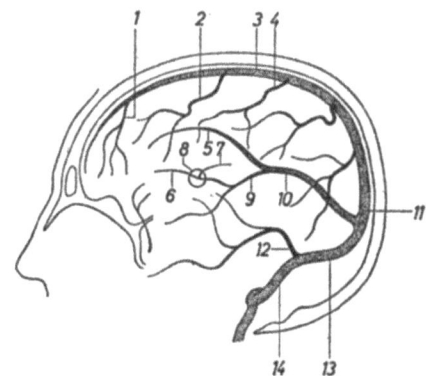

Abb. 26 c. Verlauf der cerebralen Venen und Sinus im Carotisarteriogramm. Seitenansicht (nach KRAYENBÜHL und YASARGIL).
1 Vv. ascendentes frontales, 2 V. frontoparietalis (Trolard),
3 Sinus sagittalis superior, 4 V. centralis (Rolandi),
5 Sinus sagittalis inferior, 6 V. septi pellucidi,
7 V. thalamostriata,
8 Angulus venosus (dem Foramen interventriculare Monroi entsprechend),
9 V. cerebri magna (Galeni), 10 Sinus rectus,
11 Confluens sinuum (Torcular Herophili), 12 V. temporalis (Labbé),
13 Sinus transversus, 14 Sinus sigmoideus.

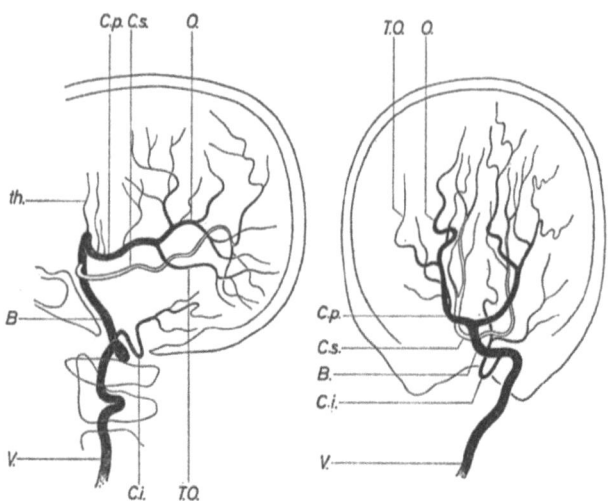

Abb. 27. Vertebralisarteriographie in der seitlichen und a.-p.Ansicht (nach KRAYEN-BRÜL und YASARGIL). B = A. basilaris, C. i. = A. cerebelli posterior inferior, C. p. = A. cerebri posterior, C. s. = A. cerebelli superior, O = A. occipitalis medialis, th. = Aa. thalamicae, T.O. = A. temporo-occipitalis, V. = A. vertebralis.

Luftmyelographie

Weitgehend ungefährlich, wegen Dauer und Umlagerungen lästiger.

Kontraindikationen: Schlechter Allgemeinzustand, Prozesse im oberen BWS- oder unteren LWS-Bereich (hier aber Möglichkeit der Tomographie).

Durchführung auf dem Röntgentisch von lumbal (Beckentieflagerung oder suboccipital (Kopftieflagerung) her. Nach Abschluß für 2 Tage Bettruhe mit Hochstellen des Fußendes (also Kopftieflage).

Technik s. DECKER, K.: Klinische Neuroradiologie. Stuttgart: Thieme 1960.

Prämedikation wie bei Luftencephalographie.

Abrodilmyelographie

Wasserlösliches, rasch resorbierbares, monojodiertes Natriumsalz der Methansulfonsäure in 20%iger Lösung, spezifisch etwas schwerer als Liquor, zur Darstellung der verschiedenen Anteile des lumbalen Duralsackes und der Wurzeltaschen, vornehmlich zum Nachweis lateraler Bandscheibenvorfälle.

Einsatz *nur* für Prozesse *unterhalb* des 2. LW.

Nur unter gleichzeitiger Lumbalanaesthesie möglich (wegen starker Schmerzen mit Schockgefahr). Größere Gefahren durch Möglichkeit unbeabsichtigten Heraufflaufens von Abrodil und Anaestheticum.

Beckenlagerung stets mindestens 30° tiefer.

Bei Kindern nur in Ausnahmefällen.

Technik s. DECKER, K.: Klinische Neuroradiologie. Stuttgart: Thieme 1960.

Kontraindikation: Schwere Niereninsuffizienz, Kollapsneigung. Überempfindlichkeit oder klare diagnostische Situation schon auf Grund der klinischen Diagnostik.

Myelographie

Myelographie mit nicht resorbierbaren Kontrastmitteln als Jodöl oder Jodester. Nur noch als diagnostischer Abschluß zur präoperativen Höhenlokalisation durch den Neurochirurgen mit *Pantopaque* (schwerer als Liquor) und Entfernung des Mittels nach Abschluß der Untersuchung durch Punktionsnadel oder bei der Operation. Neuerdings auch *Duroliopaque* Byk-Gulden.

Hirnszintigraphie

Zur Darstellung raumfordernder intrakranieller Prozesse. Ca. 75% der Großhirntumoren lassen sich damit erfassen (besonders Tumorrezidive), ca. 50% der Kleinhirntumoren. Hirnabscesse oder Meningeome reichern sich zu über 90%, Glioblastome weniger und Astrocytome deutlich weniger an (nach MUMENTHALER).

Hirnszintigraphie kann mit Jod 131, Quecksilber 197 und seit neuerem fast ausschließlich mit Technetium ausgeführt werden. Bei Anwendung des letztgenannten Isotops ist die Ableitung des Szintigramms bereits 1/2 Std nach der Einspritzung möglich.

Bei Jod 24 Std und 2 Std vorher 30 Tr. Lugolsche Lösung, in dringenden Fällen Irenat 3 ml Tropfen 3 Std vorher.

Strahlentherapie von Tumoren des ZNS

Der Pat. erhält vom Strahleninstitut ein Merkblatt über das Verhalten bei und nach Bestrahlungen mit Röntgenstrahlen, Cobalt 60-Strahlen und Radium. Während der Bestrahlungszeit körperliche Schonung und Einhaltung von mehrstündiger Bettruhe nach der Bestrahlung. Möglichst stationär. „Röntgenkater" meist vorübergehend, bei Anhalten oder Verstärkung evtl. Unterbrechung, im Einvernehmen mit dem Röntgenologen. Bestrahlte Hautgebiete nicht waschen, nur pudern. Keine Wärmeanwendung, keine mechanische Hautreizung.

Glioblastome, Oligodendrogliome, Meningeome und Kraniopharyngeome erhalten eine Gesamtdosis von 5000—6500 r HD. Dauer der Bestrahlung 5—8 Wochen.

Astrocytome, Medulloblastome und Hypophysentumoren: 4500—5000 r HD. Dauer: 4—7 Wochen. Ependymome: 4000—5000 r HD, Hirnmetastasen 2000—3000 r HD in 2—3 Wochen. Meist wird an 5 Tagen in der Woche bestrahlt (je 250 r ED). Eine „Kreuzfeuer"-Bestrahlung erfolgt von 2 oder 3 Feldern aus.

Schmerzbestrahlung von Metastasen im Skelet mit je 500 r ED in 3—5 Bestrahlungen pro Woche bis insgesamt 3000—4000 r UD.

Wiederholungsbestrahlung im allgem. nach 1 Jahr, u. U. schon nach 1/2 Jahr.

Angaben in Anlehnung an das Textbook of Radiotherapy von G. H. FLETCHER. (Philadelphia: Lea & Febiger 1966).

IV. LABORDIAGNOSTIK

Wichtige Normaldaten

	Normalbereich	Beispiele für Abweichungen
Blut		
Vollblut		
Hämatokrit	♂ 42—50 Vol.-% ♀ 38—46 Vol.-%	
Hämoglobin	♂ 14—18 g-% = 90—110% ♀ 12—16 g-% = 75—100%	
Alkalireserve (= Gesamt-CO_2-Gehalt) Standardbikarbonat	arteriell 45—60 Vol.-% venös 53—68 Vol.-% 23—29 mVal/l	*Vermehrt* bei alkalot. Stoffwechsellage: andauerndes Erbrechen, Hyperventilation, *vermindert* bei acidot. Stoffwechsellage: schwerer Diabetes (Koma), schwere Hypoxien, Urämie.
Blutungszeit	1—3 min	
Gerinnungszeit	3—6 min	
Blutserum		
anorgan. Substanzen Calcium (total)	4,1—5,8 mVal/l = 8—11,6 mg-%	Vermehrt bei Hyperparathyreoidismus, Knochentumoren und -metastasen, Plasmocytom, Milch-Diät. Vermindert bei Tetanie, Hypoproteinämie, Niereninsuffizienz mit Phosphatretention.
Chloride als Cl als NaCl	100—107 mVal/l = 355—380 mg-% 570—630 mg-%	Weitgehend wie Natriumgehalt des Serums. Chloridverminderung bei „hypochlorämischer Acidose" bei lang anhaltendem Erbrechen.
Eisen	♂ 80—160 µg-% ♀ 60—140 µg-%	Erhöht bei hämolytischen Anämien, Perniciosa, Hepatitis, Hämochromatose, Porphyria cutanea tarda. Vermindert bei Fe-Resorptionsstörungen, Blutungsanämien, Infektionskrankheiten, chron. Entzündungen.
Jod, proteingebunden (PBJ)	3—7 µg-%	Gradmesser der Schilddrüsenaktivität.

Wichtige Normaldaten (Fortsetzung)

	Normalbereich	Beispiele für Abweichungen
Kalium	3,4—5,2 mVal/l = 15—22 mg-%	Erhöht bei M. Addison, Nierenversagen (Oligurie, Anurie), diabetischer Ketose. Vermindert bei mangelnder Zufuhr, Erbrechen, Durchfällen, chron. Niereninsuffizienz.
Kupfer	♂ 70—140 µg-% ♀ 85—155 µg-%	Erhöht bei Verschlußikterus, Lebercirrhose, Carcinomen, Infektionskrankheiten, Thyreotoxikose. Vermindert bei Nephrosen, Wilsonscher Krankheit.
Magnesium	0,82—1,23 mVal/l = 2—3 mg-%	Erhöht bei Niereninsuffizienz, familiärer paroxysmaler Lähmung. Vermindert bei chron. Alkoholismus, Resorptionsstörungen, Erbrechen und Durchfällen.
Natrium	133—146 mVal/l = 305—335 mg-%	Vermehrt bei erhöhten Wasserverlusten (Darm, Niere, Schweiß), ungenügender Wasserzufuhr. Vermindert bei metabolischer Acidose, Niereninsuffizienz, M. Addison.
Phosphor anorgan.	2,4—4,5 mg-%	Erhöht: Hypoparathyreoidismus, Niereninsuffizienz. Vermindert: Ca-Resorptionsstörungen, M. Recklinghausen, Hyperparathyreoidismus.
Organische Substanzen		
Ammoniak (Vollblut)	< 100 µg-% (Conway)	Erhöht bei Lebercirrhose und sekundärem Leberkoma (> 150 µg-%).
Bilirubin gesamt davon direkt	0,01—1,1 mg-% 0—0,25 mg-%	Direkt: erhöht bei Verschlußikterus, Hepatitis u. a. Indirekt: erhöht bei hämolytischem Ikterus, Perniciosa.
Blutzucker (Glucose)	80—120 mg-% 45—95 mg-% bei enzymatischer Bestimmung	Erhöht bei Diabetes mellitus, Hyperthyreose, Hypophysen- bzw. NN-Tumoren, Hämochromatose, Meningitis, Encephalitis, Vergiftungen. Vermindert bei Hyperinsulinismus, M. Addison, Myxödem.
Eiweiß (Gesamteiweiß)	6,2—8,5 mg-%	Erhöht: Plasmocytom, chron. Polyarthritis, Exsiccose. Vermindert: Kachexie, Nierenerkrankungen, Tbc.

Elektrophorese:		
Albumin	55—65	in % des Gesamteiweiß, papierelektrophoretisch bestimmt
α_1-Globulin	3—5	
α_2-Globulin	5—9	
β-Globulin	9—14	
γ-Globulin	14—20	
		Vermindert bei akuten Entzündungen, Carcinomen, Leberschäden.
		Erhöht bei akuten Entzündungen, Carcinomen, Nephrosen.
		Erhöht bei Carcinomen, Nephrose, chron. Hepatitis, Plasmocytom.
		Erhöht bei Lebercirrhose, Hepatitis, Carcinomen, Plasmocytom.
Eiweißlabilitätsproben:		
Takata-Reaktion (Mancke-Sommer)	Flockung zwischen 120—70 mg HgCl$_2$/% („negativ")	Positiv (wenn afebriler Pat.): Lebererkrankung, evtl. auch chron. Nierenerkrankung, Carcinom. Positiv (febriler Pat.): auch Pneumonie, Polyarthritis, Pyelonephritis, Lues, Tbc.
Thymol-Trübungstest	„normal"	Positiv schon bei latenten Hepatopathien, aber auch Polyarthritis, Tbc, Pneumonie.
Weltmannsches Coagulationsband	Coagulation im Röhrchen 6—7	Verlängert: wie Vermehrung der γ-Globuline (s. d.). Verkürzt: wie Vermehrung der α_2-, aber auch α_1- und β-Globuline.
Fermente:		
Aldolase	1,8—4,9 mU/ml 3—8 E/ml n. BRUNS	Erhöht bei akuter Hepatitis, progressiver Muskeldystrophie, Carcinomen, Herzinfarkt.
Diastase (= α-Amylase)	8—32 (—64) WE	Erhöht bei Pankreaserkrankungen, Parotitis, Niereninsuffizienz.
Creatinphosphokinase (CPK)	bis 1 mU/ml bis 2 Wroblewski-E	Erhöht bei Herzinfarkt, progressiver Muskeldystrophie, Muskeltraumen, Polymyositis.
Glutamat-Oxalacetat-Transaminase (GOT)	2—19 mU/ml 4—40 Wroblewski-E	Erhöht bei Herzinfarkt, großen Muskelläsionen, progressiver Muskeldystrophie, Dermatomyositis. Größte Werte bei Hepatitis.
Glutamat-Pyruvat-Transaminase (GPT)	2,5—17 mU/ml 5—35 Wroblewski-E	Erhöht wie GOT, nur höhere Werte bei Leber- und niedrigere Werte bei Herzerkrankungen.

Wichtige Normaldaten (Fortsetzung)

	Normalbereich	Beispiele für Abweichungen
Hydroxybutyrat-dehydrogenase (HBDH)	55—140 mU/ml	Erhöht bei Herzinfarkt, megaloblast. Anämie, progressiver Muskeldystrophie, Carcinomen.
Lactatdehydrogenase (LDH)	100—250 mU/ml	Erhöht wie GOT, außerdem bei nekrotischen Prozessen (z. B. Neoplasmen).
Phosphatasen: alkalische	60—200 mU/ml * 5 Bodansky-E 5—10 King-Armstrong-E 3—15 Huggins-E 0,9—4,1 mMol E	Erhöht bei erhöhter Osteoblastenaktivität, Verschlußikterus.
saure	3,4—13 mU/ml 0,34—0,64 mMol E 0,8 Bodansky-E 0,5—5,0 King-Armstrong-E 3—10 Huggins-E	Erhöht bei Prostata- und Mammacarcinom mit Knochen- und Lebermetastasen, M. Paget, Leukämie.
Sorbidehydrogenase (SDH)	bis 0,9 mU/ml	Erhöht bei akuten Leberzellschäden.
Fibrinogen	0,2—0,5 g-% (Plasma!)	Erhöht bei akuten und chron. Entzündungen, Plasmocytom, nephrot. Syndrom. Vermindert bei schweren Leberschäden.
Harnsäure	3—6 mg-%	Erhöht bei Niereninsuffizienz, Gicht, Erkrankungen mit starkem Zellzerfall.
Harnstoff	20—45 mg-%	Erhöht bei Niereninsuffizienz, NNR-Insuffizienz, Flüssigkeitsverlusten, Harnstauungen.

* Z. klin. Chem. u. klin. Biochem. 8, 658 (1970).

Harnstoff-N	10—20 mg-%	Wie Harnstoff.
Indikan	0,03—0,09 mg-%	Erhöht bei Niereninsuffizienz, Darmstenosen, gesteigerter Darmfäulnis.
Kreatin	0,2—0,9 mg-%	Auswertung im Harn ist vorzuziehen!
Kreatinin	♂ 0,8—1,4 mg-% ♀ 0,8—1,2 mg-%	Wie Harnstoff, aber von Nahrungseiweißzufuhr unabhängiger.
Lipide:		
Gesamtlipide *	500—800 mg-%*	Vermindert bei Hyperthyreose. Erhöht bei Diabetes, Leber- und Pankreaskrankheiten, Nephrose u. a.
davon Neutralfette (Triglyceride)	80—150 mg-%*	Erhöht bei essentieller Hyperlipämie, Diabetes mellitus, nephrot. Syndrom.
Fettsäuren (ca. 95% verestert)	200—600 mg-%	
Phosphatide	120—150 mg-%	
Steroide (vorwiegend Cholesterin)	120—250 mg-% davon 65—75% verestert	
Rest-Stickstoff	20—40 mg-%	Erhöht bei Niereninsuffizienz, Unterfunktion der NNR, Flüssigkeitsverlusten.
Xanthoprotein	15—25 E	Erhöht bei Niereninsuffizienz, schwerer Leberdystrophie.
Harn		
Menge	1000—1600 ml/24 Std	
pH	4,8—7,4	Saure Reaktion besonders bei erhöhtem Eiweißumsatz, Fieber, Acidose. Alkal. Reaktion besonders bei vorwiegend vegetarischer Ernährung, auch nachträglich durch bakt. Zersetzung.
spez. Gewicht	1001—1030	
Bence-Jones-Eiweißk.	nicht nachweisbar	Kommt vor allem bei multiplem Myelom vor, aber auch bei Sarkomatose, Leukämie, Bronchial-Ca.

* Normal-Nüchternwert

Wichtige Normaldaten (Fortsetzung)

	Normalbereich	Beispiele für Abweichungen
Diastase (Amylase)	10—20 IE/ml 32—64 (—128) WE	Erhöht bei akuter Pankreatitis.
δ-Aminolävulinsäure Aminosäure-N	bis 3,5 mg/24 Std 250—450 mg/24 Std	Erhöht bei Porphyria acuta, Bleivergiftung. Erhöht bei genetisch bedingten Hyperaminoacidurien, Leber- und Nierenschäden.
Cystin	10—100 mg/24 Std	Erhöht bei M. Wilson, Cystinurie.
Glucose	1—15 mg-% 30—90 mg/24 Std	Erhöht bei Diabetes mellitus, Diabetes renalis, M. Cushing, Akromegalie, NNR-Tumoren, Phäodromocytom.
5-Hydroxy- indolessigsäure	2—8 mg/24 Std	Erhöht bei Dünndarmcarcinoid.
17-Ketosteroide	♂ 18—55 Jahre 10—20 mg/24 Std ♀ 16—55 Jahre 6—14 mg/24 Std	Erhöht bei Cushing-Syndrom, adrenogenit. S., NNR-Carcinom. Vermindert: NNR-Insuffizienz, Testes-Insuffizienz, Anorexia nervosa.
Kreatin Kreatinin	0—0,06 g/24 Std 1,0—3,0 g/24 Std	Erhöht bei progressiver Muskeldystrophie, Myasthenie.
3-Methoxy-4-hydroxy- mandelsäure (Vanillinmandelsäure)	2—6 mg/24 Std	Erhöht bei Phäodromocytom ($>$ 15 mg/24 Std beweisend), nach Belastung und Insulingaben.
Phosphor anorgan.	340—1000 mg/24 Std	Erhöht bei Hyperparathyreoidismus, Phosphatdiabetes, Fanconi-Snydrom.
Porphobilinogen	1,3—1,7 mg/24 Std	Erhöht bei akuter intermittierender Porphyrie (100 mg und mehr/24 Std).
Uroporphyrin Koproporphyrin	10—30 µg/24 Std bis 100 µg/24 Std	Erhöht bei Porphyrien, Lebercirrhose, Hepatitis, Blei- und Barbituratvergiftungen u. a., Blutkrankheiten.

Liquor-Normalwerte

Gesamt-Menge (Erwachsener): 100—160 ml
Farbe: farblos
Druck (im Liegen, Erwachsener): 80—200 mm H_2O
pH-Wert: 7,38
Spez. Gewicht: 1005—1009 lumbal,
1002—1004 zisternal

Zellen (vorwiegend Lymphocyten):
- ventrikulär 0—1/3
- zisternal 0—2/3
- lumbal 4—12/3

Eiweiß Gesamt: Biuret: 10—45 mg-%
Kafka: 0,7—1,4
(Ein Teilstrich nach KAFKA entspricht 24 mg-% Eiweiß.)
Eiweiß-Quotient (G:A) nach KAFKA: 0,1—0,45
Albumine: 15—25 mg-% (0,6—1,1 Kafka)
Globuline: 3—9 mg-% (0,1—0,3 Kafka)

Elektrophorese:
- Vorfraktion: 4—7 rel.-%
- Albumin: um 51 rel.-%
- α_1-Globulin um 5 rel.-%
- α_2-Globulin um 8 rel.-%
- β-Globulin um 20 rel.-%
- γ-Globulin um 6 rel.-%

Glucose: (nach HAGEDORN-JENSEN): 40—80 mg-%
enzymatisch: ca. 10—20 mg-% niedriger,
entspricht ca. 50—80% des Blutzuckers, der gleichzeitig zur Kontrolle bestimmt werden sollte.
Chloride: (als NaCl): 700—760 mg-%
Enzyme: Glutamat-Oxalacetat-Transaminase (GOT): 5—24 WE/ml
Lactatdehydrogenase (LDH): 0,67—1,67 Mol/Std ml
Pandy-Reaktion: Ganz leichte Trübung
Nonne-Reaktion: Negativ

Tabelle 1. Zellzahlen im Lumballiquor bei neurologischen Krankheitsbildern (Richtwerte) *

	0 - 50	- 100	- 300	500	- 1000	- 3000	- 5000
				/3 Zellen/mm³ Liquor			
Degenerative Erkrankungen	—						
Nucleus pulposus	—						
Hämatom, subdural	—						
Totaler Block	—						
Rückenmarkstumor	——						
Polyradikulitis	——						
Enzephalitis	——						
Vaskuläre Lues cerebri	————						
Hirntumor	—————						
Tabes dorsalis	——————						
Poliomyelitis acuta	———————						
Progressive Paralyse	—————————						
Contusio cerebri	———————————						
Meningitis, sympathische	—————————————						
Meningitis bei Infektionen	—————————————————						
Meningitis, lymphatische		—————————————					
Meningitis luica		—————————————					
Poliomyelitis präparalyt.			————————				
Meningitis tuberc. exsudat.			—————————				
Bakterielle Meningitis				——————————→			
Hirnabszeß perforiert					——————→		

* Aus BODECHTEL, G.: Differentialdiagnose neurologischer Krankheitsbilder, S. 1053, Tab. 14, 2. Aufl. Stuttgart: Thieme 1963.

Leber-Funktionsdiagnostik

1. Bromsulphthalein-Test (Bromthalein)

Prinzip: Gemessen wird die Farbstoffretention im Serum nach 45 min. Hochempfindlich, leberspezifisch.

Durchführung: Dem nüchternen ruhenden Patienten werden 5 mg Bromthalein/kg Körpergewicht ($=0,1$ ml der üblichen Lösung/kg Körpergewicht) streng i.v. gegeben. Blutentnahme vorher, nach 3 und nach 45 min (jeweils 10 ml).

Bewertung: Angabe entweder in mg-% des noch im Serum vorhandenen Farbstoffes oder in % des Farbstoffgehaltes der 3 min-Blutprobe. Normalwerte: unter 0,5 mg-% oder 5%.

Kontraindikation: Allergieanamnese (allerg. Reaktionen), erhöhte Bilirubinwerte über 5 mg-%.

2. Zweifarbstofftest nach ZIMMER

Prinzip: Modifizierter Bromsulphthalein-Test, bei dem Bromthalein und Trypanrot zusammen injiziert werden. Der Konzentrationsunterschied

Tabelle 2. Gesamteiweiß im Lumballiquor bei neurologischen Krankheitsbildern (Richtwerte) *

	Gesamteiweiß in Teilstrichen nach KAFKA (mittlere Werte)					
	0,5	1,0	1,5	3,0	5,0	10,0 u.m.
Degenerative Erkrankungen						
Commotio cerebri						
Funikuläre Spinalerkrankung						
Enzephalitis						
Nucleus pulposus						
Hämatom epidural						
subdural						
Polyradikulitis						
Poliomyelitis acuta						
Multiple Sklerose						
Hirnabszeß						
Lues cerebri						
Sympathische Meningitis						
Contusio cerebri						
Meningitis tuberc. exsud.						
Tabes dorsalis						
Progressive Paralyse						
Hirntumor						
Meningitis luica						
Lymphatische Meningitis						
Bakterielle Meningitis						
Rückenmarkstumor						
Poliomyelitis, paralyt.						
Totaler Block						

* Aus BODECHTEL, G.: Differentialdiagnose neurologischer Krankheitsbilder, S. 1056, Tab. 15, 2. Aufl. Stuttgart: Thieme 1963.

beider Farbstoffe nach 10 min (Trypanrot praktisch konstant, Bromthalein rasch aus dem Serum eliminiert) wird zum Maß der Leberfunktion.
Durchführung: Dem nüchternen ruhenden Pat. werden 10 ml Blut entnommen und durch die liegende Kanüle rasch 10 ml Zweifarbstoff-Lösung injiziert. Nach genau 10 min am anderen Arm 10 ml Blut entnehmen.
Bewertung: Normal mindestens 100% eines angenommenen Sollwertes. Leberparenchymschaden unter 100%. Der Test ist unsicherer in der Aussage (1/3 falsch negative Ergebnisse) als der Bromsulphthalein-Test.

3. Galaktoseprobe

Prinzip: Bei gestörter Leberfunktion ist der Galaktoseumsatz eingeschränkt und Galaktose erscheint im Harn.
Durchführung: Dem nüchternen Pat. wird nach Entleerung der Harnblase 40 g Galaktose in 1 l Tee gegeben. Urinportion I nach 2 Std, Urinportion II nach 3 Std, quantitative Bestimmung der ausgeschiedenen Galaktose im Harn.

Bewertung: Normal Ausscheidung von 0—2 g in Portion I. Galaktosemengen von über 2,5 g in Portion I oder Galaktosenachweis in Portion II sprechen für Leberzellschädigung.

Magen-Darm-Funktionsdiagnostik

1. **Magensaftuntersuchung** (Magensäure)

   a) Fraktionierte Magensonde nach LAMBLING:
   Durchführung: Nach Absaugen des Nüchternsekrets (Fraktion A) wird der neu sezernierte Magensaft abgesaugt (Fraktion B). Nach 15 min Injektion von 0,3—0,5 Histamin (Imido Roche) bzw. 50 mg Betazol [Histalog oder 0,5 mg Pentagastrin (Gastrodiagnost)]. Sammeln des Sekrets in 8 15-min-Fraktionen. Bestimmung der freien Säure und der Gesamtacidität.
   Bewertung: Mehr als 30—40 ml Nüchternsekret weisen auf Supersekretion, starke Verminderung auf Schleimhautatrophie hin.

Normalwert der Säurebestimmung:	nach Histamin	nach Betazol
Total HCl (Fraktion 1—8)	8— 22 mval/l	20— 30 mval/l
Maximale HCl-Konzentration	80—136 mval/l	90—115 mval/l
Totalvolumen	150—250 ml	250—350 ml

   Anmerkung: Betazol wird in zunehmendem Maß statt Histamin verwendet, da es einen stärkeren und längeren Sekretionsreiz als Histamin ausübt und vor allem geringere Nebenwirkungen hat.
   Kontraindikationen für beide Substanzen: Zustände nach Herzinfarkt, Hypertonie, Phäochromocytom, Asthma bronchiale, schwere Allergien.

   b) Bestimmung der Magensäure mit der Heidelberger Kapsel:
   Prinzip: Eine kleine Radio-Sonde wird verschluckt und sendet pH-Werte an einen Empfänger. Stimulation mit Histamin bzw. Betazol oder Pentagastrin wie bei der fraktionierten Magensonde.
   Bewertung: Beim Gesunden liegen im Nüchterninhalt des Magens die pH-Werte bei 5—7. Nach Histaminreiz fällt das pH durchschnittlich nach etwa 15 min auf 1,8—1,3 ab um nach Rückgang der Sekretionsleistung wieder in einen schwach sauren oder neutralen Bereich zurückzukehren.

   c) Sondenlose Verfahren zur Magenaciditätsbestimmung:
   Prinzip: Ein p.o. gegebener Farbstoff wird bei Vorhandensein von ausreichenden Mengen von Salzsäure („freier Säure") freigesetzt, im Dünndarm resorbiert und im Harn ausgeschieden.
   Methoden: Desmoidprobe nach SAHLI, Gastracidtest.

   aa) Desmoidprobe nach SAHLI:
   Durchführung: Methylenblau in einem Gummibeutelchen, verschlossen mit einem kurzen Catgutfaden wird p.o. dem nüchternen Pat. gegeben. Harnportion nach 1, 2 und 3 Std.
   Bewertung: Bei Vorhandensein von freier Magensäure färbt sich innerhalb von 3 Std der Harn blau. Bei negativem Ergebnis

Wiederholung der Probe mit Vorgabe von Coffein oder Histamin. Treffsicherheit ca. 75—80%.

bb) Gastracidtest:

Durchführung: Der Farbstoff Pyridium, dessen Löslichkeit abhängig ist vom pH des Lösungsmittels, wird dem nüchternen Pat. gegeben (Präparat: Gastracid).

Bewertung: Rotfärbung des Harns bei Vorhandensein freier Säure. Bei negativem Ergebnis Wiederholung wie beim Gastracidtest. Treffsicherheit ca. 75—90%.

2. Eisenresorptionstest

Durchführung: Nach Abnahme eines Blutleerwertes (eisenfreie Kanülen!) werden 200 mg Eisen(II) in Form eines gut resorbierbaren Handelspräparates verabreicht. Kontrolle der Serumeisenwerte 2, 4 und 8 Std später.

Bewertung: Normal ist ein Anstieg auf maximal 200 γ-%. Eine intestinale Resorptionsstörung (Enteritis, Sprue, Magenresektion) kann das Ergebnis ebenso verfälschen wie eine rasche Abwanderung des normal resorbierten Eisens ins RES (Tumor, Infekt).

3. Vitamin-B$_{12}$-Resorptionstest (SCHILLING, HEINRICH)

Prinzip: Radioaktives Vitamin B$_{12}$ (Cyanocobalamin) wird oral gegeben und die Resorptionsquote durch Messung der im Harn ausgeschiedenen Aktivität (Schilling-Test) bzw. der Ganzkörperretention (Heinrich) bestimmt.

Durchführung:

a) Schilling-Test: Dem nüchternen Pat. wird 1 µg radioaktives Vitamin B$_{12}$ in einer Kapsel und 2 Std später eine Ausschwemmdosis von 1000 µg Vitamin B$_{12}$ i.m. gegeben. Dieser Überschuß bewirkt die Ausschwemmung des resorbierten radioaktiven Vitamins durch die Nieren. In der 24 Std-Harnmenge wird die Radioaktivität bestimmt.

b) Ganzkörperretentionstest (HEINRICH): Den nüchternen Pat. läßt man eine Kapsel mit 1 µg radioaktivem Vitamin B$_{12}$ schlucken. Nach 30 min Bestimmung der Aktivität über dem Epigastrium. Nach 1 Woche erneute Bestimmung der Aktivität nach Ausscheidung des nichtresorbierten Wirkstoffs mit dem Stuhl. Vor Beginn des Tests darf der Pat. 1 Woche lang keine Vitamin B$_{12}$-haltigen Präparate erhalten.

Bewertung:

a) Schilling-Test: Ausscheidung normal von ca. 20% der Dosis innerhalb 24 Std im Harn, unter 5% = sichere Resorptionsstörung.

b) Ganzkörperretention: normal: nach 1 Woche noch mehr als 40% der gegebenen Dosis im Körper nachweisbar.

Bei pathologischem Ausfall der Tests Wiederholung bei gleichzeitiger Gabe von Intrinsic-Faktor zur Differenzierung einer Perniciosa von einer Malabsorption.

Nieren-Funktionsdiagnostik

1. **Verdünnungs-und Konzentrationsversuch nach** VOLHARD

    a) Verdünnungsversuch:
    Durchführung: Nach Blasenentleerung trinkt der nüchterne Pat. morgens 1500 ml Wasser oder dünnen Tee. Strenge Bettruhe. Über 4 Std wird der Harn halbstündlich gesammelt, Menge und spezifisches Gewicht bestimmt.
    Bewertung: Normalerweise erreicht die Verdünnung ihr Maximum von 1001—1002 in der 3. oder 4. Portion, die gesamte zugeführte Flüssigkeitsmenge wird innerhalb von $3^{1}/_{2}$—4 Std ausgeschieden.
    Anmerkung: Heute wird oft auf den Verdünnungsversuch verzichtet, da er weniger genaue Aussagen über die Nierenfunktion als der Konzentrationsversuch zuläßt und zudem bei akuten Nierenkrankheiten, Herzinsuffizienz, Hirnödem und Hochdruck nicht ungefährlich ist.

    b) Konzentrationsversuch:
    Durchführung: Wird der Versuch dem Verdünnungsversuch unmittelbar angeschlossen, erhält der Pat. in den folgenden 22—24 Std nur noch Trockenkost, der Harn wird tagsüber in Abständen von 2—4 Std, nachts in 6stündl. Abständen gesammelt und Menge sowie spezifisches Gewicht bestimmt. Bei alleiniger Durchführung des Konzentrationsversuchs darf der Pat. nach 19 Uhr weder essen noch trinken. Der Versuch beginnt um 7 Uhr: die Harnblase wird entleert, Menge und spezifisches Gewicht werden bestimmt. Der Kranke erhält an diesem Tag nur Trockenkost. Jede 2. Std wird die Blase entleert und Menge sowie spezifisches Gewicht des Urins bestimmt. Dauer des Versuchs mindestens 12 Std. Der Versuch kann abgebrochen werden, wenn ein spezifisches Gewicht von mindestens 1027—1030 erreicht wird.
    Bewertung: die gesunde Niere vermag den Harn bis zu einem spezifischen Gewicht von 1030 zu konzentrieren. Werte unter 1025 sprechen für eine mäßige, unter 1018 für eine deutliche Einschränkung der Nierenfunktion (Hyposthenurie).

2. **Phenolrotprobe**

Prinzip: i.v. zugeführtes Phenolrot wird vorwiegend durch die Nierentubuli ausgeschieden.
Durchführung: Der nüchterne Pat. erhält 1 Std vor Injektion des Farbstoffs 1000 ml dünnen Tee. Nach 1 Std wird die Blase entleert. Injektion von 10 ml Phenolrotlösung ($=6$ mg) i.v. Nach 15 min Blase entleeren. Die Diurese muß mindestens 20—25 ml betragen, sonst Ergebnisse nicht verwertbar.
Bewertung: Normalerweise werden in 15 min mindestens 25—30% des zugeführten Phenolrots im Harn ausgeschieden. Werte darunter sprechen für eine verminderte Nierenfunktion.

3. Endogene Kreatinin-Clearance

Durchführung: Über 24 Std Harn sammeln, hierin sowie in einer während der Sammelperiode abgenommenen Blutprobe Kreatinin bestimmen.
Bewertung:
Formel:
$$\text{Clearance} = \frac{\text{Kreatininkonzentration Harn (mg-\%)} \times \text{Volumen Harn/min}}{\text{Kreatininkonzentration Serum (mg-\%)}}$$
Normalwerte 90—170 ml/min. Unter 90 ml/min eingeschränkte Nierenfunktion.

Funktionsdiagnostik der endokrinen Organe

1. Hypophyse (s. auch Nebennierenrinde)

Bei Verdacht auf Diabetes insipidus:
a) Durstversuch:
Durchführung: Pat. darf mindestens 6 Std — wenn möglich 12 Std — keine Flüssigkeit zu sich nehmen. Der Harn wird während der Durstperiode in 2 Std-Portionen gesammelt und Volumen und spezifisches Gewicht bestimmt. Vor Beginn und während des Durstens wird mehrmals das Körpergewicht bestimmt, zu Beginn und am Ende des Versuchs außerdem Hb, Hämatokrit und Serumeiweiß.
Bewertung: Ein Diabetes insipidus ist ausgeschlossen, wenn das spezifische Gewicht des Harns über 1010 ansteigt und die Harnvolumina kleiner werden. Bei Diabetes insipidus verliert der Pat. an Gewicht und wird exsiccotisch. Kollapsgefahr.
Anmerkung: Der Versuch ist überflüssig, wenn spontan im Harn ein spezifisches Gewicht von 1008 erreicht wird.
b) Pitressin-Test:
Durchführung: Ohne Vorbereitung des Pat. werden 2 Std-Portionen des Harns gesammelt und 2—3 E Adiuretin (Pitressin) s.c. injiziert. Weitere Harn-Stundenportionen über 4 Std.
Bewertung: Der Test ist nur angezeigt bei positivem Durstversuch: nehmen die Harnmengen auf Pitressin deutlich ab und das spezifische Gewicht steigt an, so spricht dies für einen zentralen Diabetes insipidus, bei Ausbleiben dieses Effektes ist ein nephrogener Diabetes insipidus zu diagnostizieren.

2. Nebennierenrinde

ACTH-Schnelltest
Durchführung: Dem nüchternen Pat. werden nach Eosinophilenzählung um 12 Uhr mittags 50 IE ACTH tief i.m. injiziert. Stündliche Kontrolle der Eosinophilen. Bei negativem Ausfall Wiederholung des Tests 2 Tage später nach Gabe von 25 mg Cortison.
Bewertung: Nach Gabe von ACTH normalerweise innerhalb von 4 Std Absinken der Eosinophilenzahlen um mehr als 50% des Ausgangswertes,

nach Cortison um mehr als 25%. Die Wiederholung des Tests ist erforderlich zum Ausschluß einer allergischen Eosinophilie.

ACTH-Test über 24 Std.
Durchführung: Nach Eosinophilenzählung morgens 80 IE Depot-ACTH i.m. Am späten Nachmittag nochmals Eo-Zählung und 80 IE Depot-ACTH i.m. Der 24 Std-Harn ab 1. Injektion wird mit dem Leerwert des vorausgegangenen 24 Std-Harns verglichen.
Bewertung: Bei normaler NNR-Funktion steigen die 17-Ketosteroide um 5 mg, die 17-Hydroxycorticoide um 20 mg im Durchschnitt an. Die Eo.-Zahl fällt um mehr als 50% ab.

3. **Endokrine Pankreas-Funktion**

   a) Einfache Traubenzuckerbelastung:
   Durchführung: Nach Bestimmung des Nüchternblutzuckers werden 50 g Glucose per os gegeben und nach 60 und 120 min der Blutzucker bestimmt.
   Bewertung: Ein Wert von 180 mg-% sollte nach 1 Std nicht überschritten werden, nach 2 Std sollte der Blutzuckerspiegel unter 120 mg-% liegen.

   b) Glucosedoppelbelastung nach STAUB-TRAUGOTT:
   Durchführung: Bestimmung des Nüchternblutzuckers. Anschließend und nach 90 min werden je 50 g Glucose p.o. in Tee oder Wasser gelöst gegeben. Blutzuckerbestimmung alle 30 min über 3 Std.
   Bewertung: Normal 1. Kurvengipfel unter 180 mg-%, Absinken der Kurve spätestens nach 60 min. Der 2. Anstieg muß niedriger als der erste sein, der Nüchternwert muß spätestens nach 180 min erreicht sein.

   c) Intravenöser Tolbutamid-Test (Rastinon, Artosin)
   Prinzip: Durch Tolbutamid werden die β-Zellen des Pankreas zur Sekretion von Insulin angeregt.
   Durchführung: 1 g Tolbutamid wird im Verlauf von 3 min i.v. injiziert. Blutzuckerbestimmung nüchtern, nach 20, 30 und evtl. 45 und 60 min.
   Bewertung: Ausgehend vom Nüchternblutzucker nach 20 min. Blutzuckerabfall auf $<$ 80% und nach 30 min $<$ 75% des Ausgangswertes. Nach 45 min wieder Blutzuckeranstieg.
   Bei ausgedehnten hypoglykämischen Reaktionen 1 mg Glukagon i.v.

4. **Nebennierenmark**

   a) Cold-Pressure-Test:
   Prinzip: Kältereiz ruft beim Gesunden und beim Hypertoniker einen Blutdruckanstieg ($<$ 20 mm Hg) hervor, der beim Pat. mit einem Phäochromocytom verstärkt nachweisbar ist.
   Durchführung: Während ein Arm in ein Gefäß mit Eiswasser getaucht wird, wird am anderen Arm der Blutdruck gemessen.

b) **Histamin-Test:**
Prinzip: Histamin führt zu einer Ausschüttung von Adrenalin und Nor-Adrenalin. Normalerweise führt dies aber zu keinem bzw. nur geringem initialem Blutdruckanstieg mit nachfolgendem Blutdruckabfall.
Durchführung: 0,5—1,0 mg Histamin werden dem ruhenden Pat. s.c. injiziert und der Blutdruck über 15 min laufend gemessen. Wegen Gefahr einer Blutdruckkrise bei Phäochromocytom sollten 5 mg Regitin aufgezogen bereitliegen zur sofortigen i.v. Injektion.
Bewertung: Test ist pathologisch, wenn die Blutdruckwerte nennenswert ansteigen.

c) **Bestimmung der Vanillinmandelsäure:**
Durchführung: 24 Std-Harn in einem Gefäß mit 10 ml konz. Salzsäure oder 10 ml 6 n Salzsäure sammeln, pH soll kleiner als 3,5 sein, andernfalls werden nachzuweisende Katecholamine zerstört.
Bewertung: Normal 2,6 mg/24 Std. Beweisend für Phäochromocytom > 15 mg/24 Std.

d) **Regitin-Test:**
Prinzip: Bei Dauerhochdruck kann durch Wirkung eines spezifischen Adrenolyticums (Regitin-Ciba) ein Blutdruckabfall erzielt werden, sofern der Hypertonus durch Nor-Adrenalin verursacht wird. Ein signifikanter Blutdruckabfall kann aber nur erwartet werden, wenn die Blutdruckwerte mindestens 170/110 betragen.
Durchführung: 5 mg Regitin werden dem ruhenden Pat. rasch i.v. injiziert und der Blutdruck über 10 min alle 1—2 min gemessen. Wegen Gefahr eines plötzlichen Kollapses sollte Nor-Adrenalin bereitliegen.
Beurteilung: Der Testausfall spricht für ein Phäochromocytom, wenn ein Blutdruckabfall von mindestens 35 mm systolisch und 25 mm diastolisch erzielt wird.

5. Schilddrüse

Radiojodtest:
Durchführung: Dem nüchternen Pat. wird Radiojod oral gegeben und die Speicherung nach 2 und 24 Std gemessen. Nach 48 Std Messung der Plasma-Aktivität und des PBJ.
Bewertung: Normal Radiojodspeicherung nach 2 Std 15—30%, nach 24 Std 35—65% der Dosis. PBJ: 3—7 µg.
Anmerkung: Der Test kann durch Behandlung mit jodhaltigen Medikamenten, Röntgen-Kontrastuntersuchungen, aber auch Reserpin, Phenylbutazon, Sulfonamide u. a., beeinflußt werden.

Genauigkeit der Aussage über hormonelle Aktivität der Schilddrüse:
Grundumsatz: 60—70%, Radiojodtest: 70—90%, PBJ: 90%.

Komplementbindungsreaktion (KBR)

Material: 5—10 ml Blut ohne Zusätze werden steril an die Untersuchungsstelle (Hygiene-Institut, bakteriolog.-serologische Untersuchungsanstalt u. a.) eingesandt.

Anwendungsbereich
1. Infektionskrankheiten
    a) bakterielle Erkrankungen: M. Bang, Gonorrhoe, Lues, Pertussis, Leptospirose, Listeriose,
    b) Rickettsiosen: Fleckfieber, Q-Fieber,
    c) Virusinfektionen: Choriomeningitis, Influenza, Parotitis epidemica, Pocken, Psittakose, Zeckenencephalitis usw.
    d) Toxoplasmose (daneben Sabin-Feldman-Test),
    e) Wurmerkrankungen: Echinokokken, Cysticerken, Trichinose.
2. Nachweis von Organantikörpern: chron. Hepatitis, Multiple Sklerose, Tumoren usw.

Bewertung: Beweisend für eine Erkrankung ist entweder ein hoher Titer, der über Jahre hinweg trotz Behandlung unverändert bleiben kann (z. B. bei der Lues) oder ein Titeranstieg im Verlauf der Erkrankung (z. B. bei den Virusinfektionen). Hier sind Kontrollen der KBR im Abstand von 2 bis 3 Wochen erforderlich.

Chromosomenzählung

Indiziert vor allem bei Patienten mit schweren multiplen, scheinbar voneinander unabhängigen Mißbildungen. Geeignete Labors durch humangenetische Institute der Universitäten zu erfragen.

Normaler Chromosomensatz bei Menschen = 46, davon 22 Paar homologe (ungeschl.) Autosomen, 1 Paar Geschlechtschromosomen (Gonosomen): Frau xx, Mann xy.

Bestimmung aus Gewebs-(Knochenmarks-)ausstrichen oder Lymphocytenkulturen.

Gewinnung von Schleimhautabstrichen (als Vorprobe):
1. Gründliche Mundspülung.
2. Wangenschleimhaut von hinten nach vorn mit trockenem Spatel (Holz oder Metall) ausstreichen.
3. Abschabsel auf hauchdünn mit Eiweiß-Glycerin bestrichenem Objektträger ausstreichen.
4. Diesen mit noch feuchtem Abschabsel sofort in Cuvette mit Alkohol-Äther $\bar{a}\bar{a}$ für 30 min fixieren.
5. Nochmals gleiche Stelle mit gleichem Spatel ausdrücken (tiefere Epithelschichten!).
6. Cuvette mit Objektträger zur Untersuchungsstelle.

Gewinnung einer Blutprobe
1. Sterile, fest verschlossene, im Kühlschrank aufbewahrte Glasflaschen mit etwas Heparin (Liquemin, Vetren) versehen.
2. 10 ml (beim Säugling 2—5 ml) Blut in Spritze aufziehen, die innen etwas mit Heparin benetzt war.
3. Durch Gummikappe vorsichtig ins Versandgefäß (Gegenkanüle, damit Luft entweichen kann!). Schaumbildung vermeiden.
4. Per Eilboten zur Untersuchungsstelle.

Chromosomenanomalien bei ca. 1%/o aller Lebendgeborenen.
a) angeboren,
b) erworben (z. B. nach Rö.-Bestrahlung, cytostatischer Behandlung).

Angeborene Anomalie der Autosomen
1. Down-Syndrom (Mongoloide Idiotie):
   Trisomie 21,
   Translokation 13—15/21,
   Translokation 21/22 und 21/21,
   Mosaik-Mongoloismus.
2. Monosomie.
3. Pätau-Syndrom D Trisomie 13—15.
4. Edwards-Syndrom E Trisomie 17—18.
5. Cri du chat-Syndrom.
6. de Grouchy-Syndrom.

Angeborene Anomalien der Geschlechtschromosomen
1. Klinefelter-Syndrom (xxy, Varianten: xxxy und xxxxy).
2. Triple-X-Syndrom (xxx, Varianten: xxxx und xxxxx).
3. Turner-Syndrom (xo).

V. STUFEN UND PHASEN DER PSYCHISCHEN ENTWICKLUNG

1. **Die postnatale Periode** (1./2. Monat)
   Lust- und Unlustempfindungen und -äußerungen, Einüben angeborener Reflexmechanismen, spärliche impulsive Bewegungen. Verarbeitung der von den niederen Sinnesorganen (Geruch, Geschmack, Berührung, Wärme) aufgenommenen Umweltreize.

2. **Säuglingsalter** (2./3.—12. Monat)
   Gebrauch der Sinnesorgane und des Muskelapparates ($^1/_2$ Jahr), damit Erfassung der Umwelteindrücke und über bedingte Reflexe neue Funktions- und Entwicklungsanreize mit Verbesserung der Umwelterfassung und -anpassung. Aufkeimendes Denkvermögen.

3. **Frühe Kindheit** (1—6 Jahre)
   a) 1. Phase (2.—3. Jahr): Aufrechter Gang, Sprache, erhebliche Vitalität bei sehr geringer Ausdauer. Zumeist heitere Stimmungslage. „Phallische" (Genital-)Phase mit betonter Sympathie-Zuwendung zum andersgeschlechtlichen Elternteil = „Ödipus-Phase". Erinnerungen ab 2. Jahr über einige Tage, im 3. Jahr mehrere Monate, im 4. Jahr über Jahre. Völlig egozentrisch („präsozial"). Gehorchen ohne Sinnverständnis. Spiele: 1. am eigenen Körper ($^1/_2$ Jahr), 2. unspezifische Materialbehandlung, 3. spezifische (Ende des 1. Jahres). „Kritzelperiode", Übungsspiele: Symbol- und Rollenspiele (zwischen 3. und 6. Lebensjahr). Fiktionsspiele (Sceno-Test!). Ausschließlich praktische Intelligenz = Werkzeugdenken, später Auftragsintelligenz. Plötzliche Einsichten, Entdecken: Stufe des prälogischen Denkens. Sprache: nach Kundgabe eigener und Einwirkung auf fremde seelische Regungen (im Säuglingsalter) jetzt 3. Grundfunktion: Nennfunktion. Erstes Fragealter (Was-Frage) Mitte des 2. Jahres. Erhöhter Sprachdrang, bis $2^1/_2$ Jahre, Übergang vom Ein- zum Zweiwortsatz, dann zum Mehrwortsatz. Ende des 3. Jahres Satzgefüge.
   b) Erste Trotzphase im 3. Jahr.
   c) Zweite Stufe der frühen Kindheit (4.—6. Jahr):
   Ausprägung der individuellen gemütlichen Qualitäten: bedingt-soziales älteres Kleinkind. Betontes Interesse für die Umwelt: zweites Fragealter („Warum?"). Widerstreit von Kritik- und Illusionsfreude. Im Denken Entdeckung weiterer Invarianzbegriffe, des Raummaßes, der

Perspektive, des Zahl- und Zeitbegriffs. Lautes Denken noch mit 4 Jahren.

d) Zeit des ersten Gestaltwandels nahe dem Einschulungstermin: emotionelle Phase (= zweite Trotzphase), vorübergehende erhöhte Reizbarkeit und Verstimmbarkeit.

4. Mittlere und späte Kindheit (7.—11./12. Lebensjahr)

a) Grundschulalter (7.—10. Jahr)
Kriterien der Schulreife: 1. intellektuelle Voraussetzungen zur Erfassung, Aneignung und Verarbeitung des Lernstoffes, 2. altersgemäße Sprachentwicklung. 3. Einordnung in die Klassengemeinschaft. 4. Bereitschaft für Anerkennung der Autorität des Lehrers. 5. Fähigkeit zur Hemmung kleinkindhafter Impulse, Wünsche und Triebregungen. 6. Fähigkeit zur Konzentration auf eine Aufgabe.
Leibliche Frische und Kraft, heiter-unbeschwert, extrovertiert. Steigerung des Selbstgefühls. Aktivitätssteigerung, Aufgabenbewußtsein, allmähliche Trennung von Spiel- und Arbeitshaltung. Übung der Selbstbeherrschung, Leistungsehrgeiz, Übergang von der fluktuierenden zur fixierenden Aufmerksamkeit. Zunehmende Lösung von der Familie als ausschließlichem Lebensraum. Vom 6. Lebensjahr an Gruppenbildung, Gruppenspiele. Wetteifer. Zunehmende geschlechtsspezifische Differenzierung der Interessen. Zwischen 7. und 9. Jahr erste Sonderinteressen. Im Denken Wandlung zum Realismus, Logizismus und Kausalismus. Ansteigen der Gedächtnisleistungen (Gipfel mit 11—12 Jahren). Vorstellung bis zur Deutlichkeit sinnlich-wirklichkeitsgetreuer Wahrnehmungen (Eidetik).

b) Reife Kindheit (10.—11./12. Jahr):
Höhepunkt des positiven Lebensgefühls, zunehmende Labilität des Ichgefühls. Optimistische Grundstimmung, mangelhafte Gemütsregungen (kaltherzige Streiche). Erstarkung der inneren Willenshaltung. Weitere Lösung von der Familie. Geschlechtsgleiche Spielpartnerschaft bei Ablehnung des anderen Geschlechts. Kampf-, Geschicklichkeits- und Leistungsspiele. Sammelleidenschaft bei den Jungen, Wissensdrang. Erkenntnis allgemeiner Gesetzmäßigkeiten, Fähigkeit zu abstrahieren, Schlüsse zu ziehen, zu definieren, kausal zu erklären und zu urteilen. Vervollkommnung des Kritikvermögens.

5. Reifealter

beim Mädchen ab Menarche, beim Jungen ab Erstpollution

♀ 10½—13½ Jahre ⎫ = Vorpubertät oder erste puberale
♂ 12—15 Jahre   ⎭   Phase (a)

♀ 13½—16 Jahre   = Pubertät oder zweite puberale
♂ 15—17 Jahre   Phase (b)

Danach 2—3 Jahre dauernde „Adoleszenz".

zu a) Körperlich: Dysharmonisierung des Wuchses und der Motorik. Psychisch: Zuerst Phase der Kraftentfaltung, später negative (Unlust-)Phase. Flegeljahre bzw. Backfischalter: typische Gesellungsformen, Bande bzw. Freundschaftsbund. Stimmungslabilität, wechselnde Interessen. Umschlag aus der Extrovertiertheit der früheren Phase in mehr introvertiert-autistische Grundhaltung. Intelligenzentwicklung mit 12./13. Jahr weitgehend abgeschlossen (mit Ausnahme der späteren Ausbildung der formalen Denkfunktionen). Beginnende Geschlechtsreifung mit Äußerungen der Erotik: Schwärmen, Flirt.

zu b) Geschlechtstrieb. Sentimentalität, Naturgefühl, ästhetisches und erotisches Empfinden. Ehrgefühl. Prinzipienmoral, bedingungslose Unterwerfungsbereitschaft. Sozial: Verehrung, Freundschaft, Liebe, Jugendbünde, u. U. betontes Bedürfnis nach Einsamkeit. Prägung der Individualität, Aufbau einer reifen Wertwelt.
(Nach STUTTE, H. in: Biologische Daten für den Kinderarzt. Bd. II, 2. Aufl. Hrsg. von J. BROCK. Berlin-Göttingen-Heidelberg: Springer 1954.)
Siehe auch LEMPP, R.: Eine Pathologie der psychischen Entwicklung. Bern: Huber 1967.

VI. THERAPEUTISCHE DATEN

Cortison-Behandlung

Dosierung im neurologisch-psychiatrischen Bereich je nach Akuität und Schweregrad. Anfangs immer hohe Dosen (am besten intravenös):

1. Tag 100—200 mg (bezogen auf Prednison), 2. Tag 75—125 mg
3. Tag 50— 75 mg   jeweils in 2—3 Einzeldosen.

Ab 4. Tag tunlichst Übergang auf perorale Erhaltungsdosis, täglich ca. 15 mg.

Mindestbehandlungsdauer 8 bis 10 Tage, Gesamtbehandlungsdauer 2 bis 3 Wochen, in Ausnahmefällen darüber (z. B. MS). Bei Behandlungsende langsam ausschleichen.

Kontraindikationen:
Absolute: Maligne Hypertonie, progrediente Osteoporose, Psychosen (Ausnahme: maligne Katatonie), Ulcus ventriculi und duodeni, Virusinfekte (wie Varicellen, Vaccinia, frischer Herpes zoster).
Relative: Diabetes mellitus, Herzinsuffizienz, Thrombophlebitis, Tuberkulose.

Stets die möglichen Nebenwirkungen und Komplikationen im Auge behalten (siehe Zusammenstellung, S. 58).

Zur intravenösen Injektion u. a.
Celestan solubile, Decortilen solub., Deltacortril intravenös, Dexa-Scheroson zur Injektion, Hostacortin solub., Urbason solubile, Ultracorten wasserlöslich.

Kristallsuspensionen und Depot-Präparate u. a.
Celestan Depot, Decortin H-Kristallsuspension, Delphicort-Kristallsusp., Ficortril, Hostacortin-Kristallsusp., Predni-H Injektion 10, 25 oder 50. Prednisolon Suspension Ferring, Urbason Kristallsusp., Volon A 10 Krist. Suspens. Volon A 40 Krist. Suspens.

ACTH-Behandlung der Multiplen Sklerose (nach L. ALEXANDER)

10—20 Tage je 80 I.E. Acethropan in 500 ml 5%iger Traubenzucker-Kochsalzlösung zur i.v. Infusion; 10 Tage je 80 I.E. Depot-A. i.m., dann für 3 Wochen 3mal, für 2 Wochen 2mal und für 8 Wochen 1mal wöchentlich. Dabei salzarme Kost und an jedem Injektionstag 1 Kalinor Acid-Brausetablette.

Glucocorticoide (C = Cushing-Dosis)   z. Z. gebräuchlichste *Handelspräparate*
  Wirkungs- und *Dosisäquivalente* *

Prednison C = 10 mg	1	1	Decortin, Decortin retard, Di-Adreson, Hostacortin, Keteocort, Prednicorm, Prednison „Dorsch", Ultracorten
Prednisolon C = 10 mg	1	1	Decortin H, Deltacortril, Di-Adreson F, Hostacortin H, Predni H, Tablinen (retard) Prednicorm H, Prednisolon Lentia, Prednisolon Ferring, Prednisolon Sanhelios, Scherisolon, Ultracorten H
Triamcinolon C = 8 mg 6-methyl-	1,3	0,75	Delphicort, Volon
Prednisolon C = 8 mg 16-methylen-	1,3	0,75	Urbason
Prednisolon C = 24 mg	1,2	0,84	Decortilen
Paramethason C = 4 mg	2,5	0,4	Monocortin, Haldone
Dexamethason C = 2 mg	7,0	0,15	Dexadron, Dexa-Scheroson, Fortecortin Millicorten, Predni-F-Tablinen
Betamethason C = 2 mg	10,0	0,1	Celestan

* bezogen auf Prednison = 1

Penicillinbehandlung der Neurolues

Vor Beginn der Behandlung (zur Verhütung einer Jarisch-Herxheimerschen Reaktion) einmalig 1,0 ml Bismogenol i.m., 2—3 Std danach Penicillin einschleichend (ca. $1/6$, $1/3$ und dann $1/2$ der ersten Penicillin-Amp. jeweils in 2—3stündigem Abstand).

Penicillin-Kur: täglich 0,8—1 Mill. E, z. B. 2× 400 000 E pro die Neopenyl oder Aquacillin, oder auch 1 Megacillin pro die.

Gesamtdosis bis 14—20 Mill. E in 2—3 Wochen.

Wiederholungskur 4—8 Wochen danach, 3. und weitere Kuren nach 6—12 Monaten je nach Liquorbefund (Zellzahl!).

Bei Hämophilie ausweichen auf perorale Medikation, z. B. 48 Mill. E in 8 Tagen.

Bei Penicillinunverträglichkeit ausweichen auf Neo-Salvarsan, Spirocid oder Tetracycline.

Fieberkur der Neurolues

Heute nur noch als ultima ratio.
12—15 Fieberzacken in 2—3tägigem Abstand. Gewertet werden nur Temperaturen über 39°.
1. Mit Malaria tertiana-Blut 2,0—5,0 ml i.m. oder i.v., Bezugsnachweis über Tropenmedizinisches Institut in Hamburg.
Beendigung der Kur durch 10 Tbl. Resochin 0,25 an einem Tag.
2. Mit Pyrifer in Stärken 0—VII. Beginn mit 0—I, dann steigern und Dosis beibehalten, wenn die Zacke zwischen 39 und 40° erreicht ist.
Bei Temperaturen über 40° Pyramidon, Wadenwickel etc., bei toxischen Erscheinungen evtl. auch Cortison i.v. Pyrifer vor dem Aufziehen gut schütteln und während der Injektion Spritzeninhalt mehrmals mit Blut verdünnen, damit die jeweilige Dosis voll wirksam wird.

Paravertebrale Infiltration

Bei der Wurzelischias etc. Am besten in entspannter Bauchlage ohne Kopfkissen, Arme seitlich locker liegend. Typische Einstichstelle daumenbreit unterhalb des Darmbeinkammes, 2 bis in der Regel 4 cm (bei Dicken 5 cm) lateral der Dornfortsatzreihe. Senkrechtes Eingehen der Nadel (10 cm lange Kanüle), notfalls unter Zuhilfenahme einer sterilen Pinzette. In ca. 5 cm Tiefe Knochenberührung (Querfortsatz des 5. LWK). Nadel leicht zurückziehen und für Wurzel S 1 um 45 Grad senken und 20 Grad Konvergenz zur Medianebene ca. 1,5—2 cm tiefer am Querfortsatz vorbeigehen und (nach vorheriger Aspiration zur Vermeidung einer intravasalen Injektion) 10—30 ml Lokalanaesthetikum deponieren. Für die Wurzel L 5 Nadel 10 bis 15 Grad nach oben richten und mit 20 Grad Konvergenz zur Medianebene am Querfortsatz vorbei in gleiche Tiefe wie bei S 1 gehen. Wir verwenden Hostacain 1/2%ig.

Sakral-(Epidural-)Anaesthesie

Meist in Knie-Ellenbogenlage, bei starken Schmerzen auch in Bauchlage oder in Seitenlage mit angezogenen Beinen. Typische Einstichstelle über dem Hiatus canalis sacralis zwischen den Cornua sacralia, ca. 2 cm oberhalb des Endes der Glutealfalte. Sorgfältige Desinfektion: nacheinander Benzin, Alkohol, Jod oder Jodersatz. Markierung der Einstichstelle, Quaddel. Einstich mit kurz angeschliffener 8 cm langer, dünner Nadel, und zwar flach mit einem Winkel von ca. 20 Grad. Durchstechen des Lig. sacrococcygeum. Nadel danach noch flacher 3—4 cm in den Hiatus einschieben, Aspirationskontrolle zur Vermeidung von Blut- oder Liquorräumen. Dann langsam

10—20 ml Novocain 1%ig oder Hostacain ½%ig, evtl. in Kombination mit 1,0 ml Prednisolon Kristallsuspension deponieren.

Richtiger Nadelsitz dann, wenn Spritzenstempel ohne wesentlichen Widerstand vorgleitet.

Stellatum-Blockade

In Rückenlage, Kopf rückwärts geneigt, Schulter unterpolstert. 8—10 cm lange, kurz angeschliffene Nadel. Typische Einstichstelle: Medialer Rand des M. sternocleidomastoideus in der Mitte zwischen Ringknorpel und sternalem Ansatz des Sternocleidomastoideus. Senkrechter Einstich (mit aufgesetzter Spritze) bis zur Knochenberührung (Köpfchen der ersten Rippe), Nadel ganz leicht zurückziehen, aspirieren (Blut? Liquor?) und zunächst 1—2 ml Hostacain ½%ig oder Novocain 1%ig deponieren, 15—30 sec warten und beim Ausbleiben einer auffälligen Reaktion 10—15 ml langsam nachspritzen. Bei richtigem Sitz kommt es zum Hornerschen Symptomenkomplex, zu halbseitig erweiterten Hautvenen und einer erhöhten Hauttemperatur.

Vorsicht bei Hypertonie, stärkerer Cerebralsklerose, starker vegetativer Dystonie und bei Kollapsneigung.

Kontraindikation: frischer Insult. Keine beiderseitige Blockade in einer Sitzung.

Komplikationen: Außer möglichem Anstechen des Liquorraumes Verletzung der Pleurakuppe, bei hochgezogenen Emphysemblasen unvermeidlich. Deshalb auf einen möglichen Spannungspneumothorax achten.

Siehe auch SCHMITT, W.: Die Novocain-Blockade des Ganglion stellatum, Indikation und Technik. Leipzig: J. A. Barth 1951.

Peridural-Anaesthesie

Verwendet wird Novocain 1%ig oder „PPP 0,5%" Hoechst (Pantocain-Periston-Plombe, beigegeben kleine Amp. zur Anaesthesie der Einstichstelle +Racedrin zur Kreislaufstabilisierung).

Durchführung im Sitzen mit Katzenbuckel. Typische Einstichstelle zwischen 12. BWK und 1. LWK. Dort Quaddel und subcutanes Depot mit beigepackter Racedrin-Pantocainlösung. Kurz angeschliffene LP-Nadel leicht nach oben geneigt einstechen und nach Durchstoßen des Lig. supraspinale Spritze mit 5,0 ml physiologischer Kochsalzlösung aufsetzen, dann die Nadel in gleicher Richtung langsam vorschieben unter ständigem Druck auf den Spritzenstempel. Nach 3—5 cm plötzliches Nachlassen des Stempelwiderstandes (Überwindung des Lig. flavum). Die Nadel liegt nunmehr im Periduralraum. Dort ca. 3 ml physiologische Kochsalzlösung deponieren. Kontrollaspiration, dann abwarten, ob etwa Liquor abtropft, in diesem Fall Abbruch des Eingriffs. Bei richtiger Lage nunmehr langsame Injektion der Plombe, zunächst nur 2 ml, dann 5—10 min warten. Kontrolle der beginnenden Anaesthesie, die das Einstichsegment nicht übersteigen darf. Danach Rest der Plombe langsam injizieren (1 ml in 1 min). Lagerung des Patienten mit angehobenem Oberkörper bis zum Abklingen der anaesthetischen Wirkung (ca. 4—8 Std). Absolute Bettruhe, Kreislaufüberwachung.

Bei versehentlicher Lumbalanaesthesie (frühzeitig einsetzende motorische Paresen) Hochlagerung des Oberkörpers bis zum Rückgang der Paresen.

Paravertebrale Grenzstrang-Blockade

Eingriff im Sitzen, leicht gebeugt. Die Segmenthöhe entspricht im Bereich der mittleren und unteren BWS dem Dornfortsatz des nächsthöheren Wirbels (z. B. Blockade D 10 in Höhe des 9. BWK-Dorns). Gezählt wird ab Vertebra prominens. Injektionsstelle an der BWS 2,5—3 cm, an der LWS 3,5—4 cm seitlich der Dornfortsatzreihe. Mit 10—12 cm langer Nadel genau senkrecht eingehen bis zum Querfortsatz und dann am unteren Querfortsatzrand vorbei noch 0,5—0,75 cm, im LW-Bereich 1,0—1,5 cm tief eingehen und (nach Aspiration) spritzen.

Segmentale Anordnung der schmerzleitenden Fasern:

Für den Magen D 7 und D 8 beiderseits,
für Leber, Gallenblase und Gallengänge D 10 rechts,
für Niere D 12 und L 1 der betreffenden Seite,
für Ureter L 2 und L 3 (evtl. L 4) der betreffenden Seite,
für Oesophagus D 5 und D 6 (?) beiderseits,
für Pankreas D 10 links.

Antabusbehandlung

Nur mit Wissen und Einwilligung des Patienten, sofern nicht nach Entmündigung oder gerichtlicher Verwahrung auferlegt.

Unterschrift des Patienten unter folgendem Revers:

Ich bin darüber aufgeklärt worden, daß Alkoholgenuß in jeder Form unter der Antabusbehandlung seine giftige Wirkung mit gefährlichen Reaktionen entfalten kann.

Tetraäthyltiuramdisulfid = Disulfiram (Antabus, Contrapot, Antäthan, Abstinyl, Exhorran). Chemische Blockade der Alkohol-Verbrennung in der Leber auf der giftigen Zwischenstufe des Acetaldehyds.

Antabus-Alkohol-Reaktion: Pulsjagen, Blutdrucksteigerung bzw. -senkung, Hitzegefühl, Erbrechen, Todesangst, Kollaps.

Provokation bei (stationärer) Einleitung der Antabusbehandlung: Nach mehrtägiger Alkoholkarenz am 1. Tag 4 × 1 Tbl. Antabus 0,5, am 2. Tag 3 × 1, am 3. Tag 2 × 1, am 4. Tag 1 Tbl. und weiter täglich 1 Tbl. Nach 10 Tagen Provokation mit dem Lieblingsgetränk des Pat. in mittrinkender Gesellschaft von Arzt, Pflegern oder Schwestern, solange er nur kann und mag. Dann Bettruhe, Eimer daneben, Kreislaufmittel bereit halten, Blutdruckkontrolle.

Kontraindikationen beachten (Herz, Leber).

Die weitere Behandlung mit Antabus: täglich 1 Tbl. zu 0,5, am besten aus der Hand einer Vertrauens- oder Respektsperson, monate- bis jahrelang, evtl. später nur noch jeden 3. Tag.

Rauschgiftsucht-Definition (WHO)

Zustand periodischer oder chronischer Intoxikation, der für das Individuum und oder für die Gemeinschaft schädlich ist und der durch den wiederholten Gebrauch von Drogen natürlicher oder synthetischer Herkunft erzeugt wird.

Siehe auch EHRHARDT, H.: Rauschgiftsucht, im: Lehrbuch für Gerichtliche Medizin. Hrsg. von A. PONSOLD. 3. Aufl. Stuttgart: Thieme 1967.

Untergruppen des Alkoholismus (nach JELLINEK)

α-Alkoholismus: Erleichterungstrinken ohne Kontrollverlust und physische Abhängigkeit (Symptom einer psychischen Krankheit bzw. neurotischen Fehlhaltung).

β-Alkoholismus: Periodischer Alkoholabusus auf Grund der Trinksitten (Gelegentheitstrinker) ohne psychische und physische Abhängigkeit.

γ-A.: Süchtiges Trinken mit Kontrollverlust, physische Abhängigkeit und Erhöhung der Alkoholtoleranz.

δ-A.: Kontinuierliches Trinken ohne Kontrollverlust, jedoch mit erheblicher psychischer Abhängigkeit (Gewohnheitstrinken), so daß der Alkoholkonsum auch nicht für wenige Tage unterbrochen werden kann.

ε-A.: Periodisches Trinken (Quartalsäufer).

Weitere Möglichkeiten der Betreuung des Alkoholikers

1. Öffentliche und private Trinkerfürsorge (siehe unter Institutionen).
2. Freiwillige Kuren in Trinkerheilstätten.
3. Zwangsunterbringung in geschlossenen Abteilungen.
4. Entmündigung nach § 6 Abs. 3 BGB.

Alkoholdelir-Behandlung

„Prädelir" (oft ambulant, möglichst stationär): Distraneurin-Tabletten 3 × 1 bis 4 × 2 täglich (je nach Bedarf). Bettruhe, Kreislaufkontrolle.

Delir: Schneller, schonender Transport in die Klinik unter Truxal 50 mg i.m. (kein Scophedal), Bettruhe, notfalls Fixierung.

i.v.-„Doppeltropfer" (mit Zweiwegehahn):

1. Distraneurin 500 ml-Flasche 0,8%ig, zuerst rasche Infusion bis zu tiefem Schlaf, nicht bis zur Narkose, Guedell-Mundtubus, dann langsamere Tropfenfolge (20—60 pro min) zur Schlaferhaltung. Dauerkontrolle zur Vermeidung einer Narkose.
2. Tutofusin oder Lävulose zum Freihalten der Nadel (oder auch zur parenteralen Ernährung), in Ablösung vom Distraneurin, wenn dieses nicht gerade erforderlich ist. In diese Flasche evtl. 6 Amp. Vandid 250 mg (für 24 Std)

Wenn Patient nicht selbst trinkt: i.v. 2000—3000 ml pro die.

Vor Anlegen des Tropfers $1/4$ (oder $1/8$) mg Strophanthin + BVK Roche i.v.

Bei Auftreten eines Lungenödems: Solu-Decortin H 50 — 150 mg und Lasix+Tachostyptan i.v.; Wiederholung evtl. nach 1 Std.
Sobald möglich, Distraneurin nur oral bis zu 5 × 1 Tbl. bis zum völligen Abklingen des Delirs.
Kreislaufkontrolle, Blasenkontrolle, Mundpflege. Möglichst bald Lebertests und gegebenenfalls gezielte Leberbehandlung. Kontrolle des Elektrolyt- und Wasserhaushaltes.
Weiteres Dämpfungsmittel: Valium 10—20 mg i.v. oder i.m.

Chronischer Schlafmittel- und Schmerzmittelabusus

Völlige Abstinenz! Dabei Anfallsprophylaxe (EEG) mit Zentropil etc., Dämpfung mit Neuroleptica. Bei Bromintoxikation (Bromspiegelkontrolle im Serum nicht vergessen) Therapie mit 8—12 g NaCl täglich peroral, evtl. auch als 10%ige Kochsalzlösung steril i.v. 20 ml täglich, ferner Mixt. solvens 3 × 1 Eßl. Viel trinken. Bei bewußtlosen Patienten 2000 ml physiologische NaCl s.c.+2000 ml physiologische NaCl i.v.+500 mäq NaCl als 10%ige Amp. in 24 Std.

Akute Katatonie

Kreislauf! Atmung! Blase! Elektrolyt- und Wasserhaushalt! Gegen das Fieber Wadenwickel, Eisbeutel, Ventilator, Pyramidon. Solu-Decortin H i.v. 150 mg pro die. EK-Behandlung 3 Tage hintereinander. Neuroleptica, z. B. Haloperidol i.v. oder i.m. 3 × 5, notfalls 3 × 10 mg pro die oder i.m. „Cocktail": Truxal + Atosil + Hydergin je 1 Amp.

Notfalls parenterale Ernährung. Thrombose- und Thrombophlebitis-Prophylaxe: Beine wickeln, Hirudoidsalbe, häufige Untersuchungen.

Sondenfütterung

Bei der Insulinkur, falls kein Aufwachen nach Glukagon: Ziemlich dicke Magensonde, mit Wasser oder Glycerin gleitfähig machen, Kopf anheben und die Sonde bei angezogenem Kinn des Patienten durch die Nase zügig, aber tastend einführen. Bei Hustenreiz sofort zurückziehen und erneut versuchen. Wenn die Sonde liegt, 1- oder 2maliges kräftiges Einblasen von Luft mittels Gummiballon mit Conus, gleichzeitig Magengeräusch auskultieren. Wenn hörbar, langsam 200—300 ml Traubenzuckerlösung zuführen. Beim Herausziehen den Schlauch vorher oben abklemmen.

Künstliche Ernährung mit dünner Sonde durch die Nase. Vorgehen wie oben, dann Sonde an der Wange oder der Stirn mit Heftpflaster fixieren.

Ernährung täglich 1 oder 2mal mit ½ l Milch, 2 Eiern, 50 g Dextropur oder Zucker, etwas Salz, 50 g Butter. Nebenher Infusionen mit Tutofusin (mit Kreislaufmitteln und Vitaminen).

Fertige Nahrungsgemische: Sonana 500 g mit 1¼ l Wasser in 5 Mahlzeiten am Tag oder
Portagen oder Biosorbin MCT Pfrimmer.

Insulinbehandlung der Psychosen

Zunächst Ausschluß ernsthafter Erkrankungen durch genaue körperliche Untersuchung mit EKG, Thorax-Rö.

Schriftliche Einverständniserklärung (nach ausreichender Aufklärung) des Patienten oder seines Vormundes etc.

Methodik siehe MÜLLER, M., in: Psychiatrie der Gegenwart. Band I, Teil 2. Berlin-Göttingen-Heidelberg: Springer 1963. Ferner: MÜLLER, M.: Die körperlichen Behandlungsverfahren in der Psychiatrie. Band I. Stuttgart: Thieme 1952. Ferner: BRONISCH, F. W.: Nervenarzt 34, 175 (1963).

Dosierung von anfänglich 10 E Insulin Hoechst bis maximal 400 E.

Dauer von 6.30 Uhr bis 11 Uhr insgesamt. Dauer des Komas 20—30 min. Zahl der Koma-Tage 30—40.

Zum Aufwecken Glukagon 1—2 mg i.m.

Bei Insulinresistenz von einem Tag auf den anderen auf $1/4$ der bisherigen Insulindosis reduzieren und am folgenden Tag entweder auf $1/2$ oder auf die ursprüngliche Dosis heraufgehen (nicht an einem Montag!).

Bei interkurrenten Erkrankungen Abbruch oder Unterbrechung der Kur.

Verlängertes Koma und Nachkoma können in ihren Anfängen leicht übersehen werden. Zur Differenzierung zwischen einem hypo- bzw. normo- oder hyperglykämischen Nachkoma Blutzuckerkontrollen!

Bei hypoglykämischem Nachkoma: Glucose i.v.

Bei normo- bis hyperglykämischem Nachkoma keine Zuckerzufuhr. Intensivpflege, Bluttransfusionen, Cortison!

Epi-Anfälle: prophylaktisch auch Belladenalgaben morgens und abends 1—2.

Subkoma-Behandlung

(siehe gleiche Literatur wie oben)

Dosierung von anfänglich 5 E Insulin Hoechst bis maximal 40 E.

Abbruch der subkomatösen Erscheinungen durch Frühstück (mit ausreichendem Zuckergehalt) nach ca. 1—1$1/2$ Std.

Elektro-Heilkrampf-Behandlung
(elektrische Hirndurchflutungsbehandlung)

Einwilligung und Aufklärung siehe Arztrechtliches.

Am unbedingt nüchternen Pat., strenge Kontrolle. Pat. darf auch nichts trinken. Frühester Behandlungszeitpunkt ca. 4 Std nach letzter Nahrungs- oder Flüssigkeitszufuhr.

Prämedikation: 1 ml einer 0,5‰igen Lösung von Atropinum sulfuricum s.c. $1/2$ Std zuvor. Übliche Narkosevorbereitung (Gebiß, Blase!).

Evipannarkose (u. U. auch Epontol bei ambulanter Behandlung): 0,2 g Evipan rasch, dann langsam weiterspritzen. 0,3—0,5 g genügen meist zur ausreichenden Narkose. Dann mit neuer Spritze in die liegende Nadel Succinylcholin Asta 25—40 mg rasch injizieren, ca. 45—60 sec warten (fasciculäre Muskelzuckungen und deren Verschwinden beobachten), währenddessen Guedell-Mundtubus einführen, sicherheitshalber Mullbinden neben dem Tubus zwischen die Zähne schieben. Elektroden (ohne Oxydationsveränderungen!) an beiden Schläfen mit feuchter Mullunterlage anlegen.

Gerät: Siemens-Konvulsator 622, stetig, Stromstärke 300—500 mA, Durchflutungsdauer 3—5 sec entweder „frei aus der Hand" oder mit Zeiteinstellung. Neuerdings Siemens-Konvulsator 628 mit einstellbarer Einschleichzeit zwischen 0 und 2 sec (meist mit 0,5—1 sec).

Die bald wieder einsetzende Spontanatmung genau beobachten, nur bei Cyanose Balgbeatmung, meist nur kurz nötig. Bei verzögertem Succinylabbau so lange wie nötig. Kein Prostigmin! Nach Behandlung in Seitenlage (Zunge!) in Überwachung bis zu klarer Bewußtseinslage. Der mitigierte Krampf darf nur eben erkennbar sein. Beim Ausbleiben sofortige Wiederholung mit stärkerer Stufe.

Behandlungsprotokolle zum Krankenblatt, siehe Schema.

Elektrokrampf-Therapie

Name:_____ Vorname:_____ geb._____ Station:_____

Nr.	Datum	Uhrzeit	Gerät	Stromstärke	t	Narkose	Relaxans mg	Schockverlauf	Komplikation	Arzt

Behandlungsmodus: bei akuten Fällen je 1 Durchflutung an 3 aufeinanderfolgenden Tagen (in Ausnahmefällen häufiger), dann 2mal wöchentlich bis zu insgesamt, je nach Fall, 6—8—12 Behandlungen.

Unilaterale Hirndurchflutung

Über der nichtdominierenden Hemisphäre. Anlegen temporal und (70° rückwärts) in Scheitelhöhe. Behandlungszahl höher, dafür weniger Strom und Zeit erforderlich. Ca. 50% mehr halbseitig begrenzte Anfälle.

VII. AKUTE NOTFÄLLE

A. Elementartherapie

Akute respiratorische Insuffizienz

Neben der Behandlung der Grundkrankheit folgende Maßnahmen für alle Fälle mit Spontanatmung:

1. Freihalten der Atemwege: Guedell-Tubus, evtl. Intubation (nicht länger als 48 Std) bzw. Tracheotomie. Absaugen des Sekrets, bei starker Verschleimung außerdem 0,5—1,0 mg Atropinum sulf. s.c. alle 2—3 Std.
2. Sauerstoffbeatmung: Über Nasenkatheter 3—4 l/min. Bei chronischer respiratorischer Insuffizienz und CO_2-Retention im Blut nur intermittierend und in kleinen Mengen O_2 geben (1—2 l/min), da Gefahr einer Zunahme der Hyperkapnie und damit einer akuten respiratorischen Acidose. Wiederholte Blutgasanalysen! Bei Ansteigen des pCO_2 über 50 mm Hg bzw. Absinken der O_2-Sättigung im peripheren Blut unter 90% künstliche Beatmung.
3. Medikamentöse Therapie:
   Atemanaleptica:
   Micoren 0,225—0,675 (=1—3 Amp.) i.v. 2—6, (— maximal 10) Amp. pro Std in Infusionen oder
   Vandid, 0,1—0,3 (=2—6 ml) sehr langsam i.v. oder
   Coramin 1,25—3,75 (=1—3 Amp./5 ml) i.v. oder
   Cardiazol 0,5—2,0 (=5—20 ml der 10%igen Lösung) langsam i.v.
   Bei Atemdepression durch Morphin-Derivate:
   Lorfan 0,0005—0,002 (=0,5—2 ml) i.v.
   Bei Unruhezuständen Sedierung, z. B.:
   Truxal und Atosil je 25 mg (= je ½ Amp.) i.v. oder i.m., evtl. wiederholen oder
   Haloperidol 5 mg (=1 Amp.) i.v.
   Cave Barbiturate bzw. muskelrelaxierende Medikamente (z. B. Valium). Überwachung von Herz und Kreislauf, evtl. Digitalisierung.
4. Allgemeine Pflege, siehe auch unter Bewußtlosigkeit.

Akutes Kreislaufversagen

1. a) Hypovolämischer Schock bei Blutungen (dabei Abfall von Hämatokrit und Gesamteiweiß im Serum):

Sofortiges Einbinden der Extremitäten (Autotransfusion), dann Plasmainfusionen oder Plasmaexpander:
Rheomacrodex 10%
Hämaccel u. a.
Macrodex 6%

1. b) Hypovolämischer Schock bei Plasmaaustritt in das Gewebe (Anstieg des Hämatokrits bei Abfall des Gesamteiweißes im Serum):
Volumenauffüllung durch Plasma bzw. Plasmaexpander, dazu Sympathicolytica zur Beseitigung der peripheren Vasoconstriction, z. B. Hydergin 0,9—1,2 mg (=3—4 Amp.) i.v. oder i.m. oder Dilatol 5 bis 10 mg (=1—2 Amp.) i.v. oder Vasculat 50—100 mg (=1—2 Amp.) i.v.
Später Behandlung der entstehenden Lactatacidose durch Pufferlösungen:

Natriumbicarbonat 50 mval oder
Natriummalat 50 mval oder
THAM 50 mval

2. *Vasomotorenkollaps*

Zentrale Analeptica:

Coffein 0,1—0,5 s.c. oder
Akrinor 1—2 Amp. i.v. oder i.m. oder
Vandid 0,1—0,5 (=2—10 ml) langsam i.v. oder i.m. oder
Coramin 0,5—3,75 (=2—15 ml) i.v. oder i.m. oder
Cardiazol 0,1—0,5 (=1—5 ml) i.v. oder
Effortil bzw. Novadral 0,01 (=1 Amp.) verdünnt und langsam i.v.

3. *Normovolämischer Schock*

Vasoconstrictoren! Am besten in 250 ml isotoner Elektrolyt- oder Zuckerlösung. Laufende RR-Kontrollen!

Nor-Adrenalin (Arterenol): 5—10—20 (—40) mg (=5—10—20 bzw. 40 Amp.). Infusion absolut zuverlässig intravenös, sonst Nekrosegefahr. Kontraindikation: Vorbehandlung mit Thymoleptica, besonders Imipramin (Tofranil).

Angiotensin (Hypertensin): 0,5 bis maximal 5,0 mg/250 ml.

Tropfgeschwindigkeit maximal 30/min, nur wenig Flüssigkeit zuführen. Dazu: Prednisolon, z. B. Solu-Decortin H 100 mg (=4 Amp.) i.v. und 50—100 mg in die Infusion.
Bei Weiterbestehen des Kollapses zusätzlich Aldosteron (Aldocorten) 0,5 mg (=1 Amp.) in die Infusion bzw. mehrfach täglich i.v.
Bei Unruhe Sedierung mit je 25 mg Truxal und Atosil (= je 1/2 Amp.) i.m.
Schmerzbehandlung mit Novalgin 5 ml i.v., auch Dolantin 50—100 mg (=1/2—1 Amp.) i.m.
Cave Atemlähmung!
Bekämpfung einer Hypo- bzw. Hyperthermie (s. dort).
Bei Zeichen einer Herzinsuffizienz Digitalis-Präparate.

Plötzlicher Herzstillstand (Kreislaufstillstand)

Sofort externe Herzmassage mit einer Frequenz von 60 Stößen pro Minute auf das distale Sternumdrittel, auf harter Unterlage (Brett, Fußboden). Dazu Mund-Nase-Beatmung (2mal beatmen nach 15 Stößen usw.).

EKG-Diagnostik, ob Kammerflimmern oder Asystolie. Wenn kein EKG vorhanden ist, wie bei Asystolie verfahren!

Kammerflimmern: Defibrillation, evtl. Procainamid (Novocamid) bis 200 mg (= 20 ml) intrakardial. Auch Alupent 0,5 ml auf 5 ml Blut oder physiologischer Kochsalzlösung intrakardial.

Asystolie: Alupent 0,5 ml auf 5 ml Blut (aspirieren!) intrakardial. Oder $CaCl_2$, 5—10 ml 10% intrakardial, wenn im EKG Herzerregungen erkennbar.

Anschließend Behandlung der immer entstehenden metabolischen Acidose: sofort Natriumbicarbonat 1 mol (8,4%) 50 ml i.v.

Weiter Infusionen mit Plasmaexpander (z. B. Rheomacrodex 10%) 500 ml mit Natriumbicarbonat 1 mol (8,4%) 80 ml oder Trispuffer 80 mval.

Lungenödem

Hochlagern des Oberkörpers, Beine hängen lassen. Evtl. unblutiger Aderlaß (Blutdruckmanschetten an den Extremitäten). O_2-Zufuhr, evtl. Überdruckbeatmung. Sekret absaugen.

Medikamentöse Therapie: Lasix 20 mg (= 1 Amp.) i.v., Tachostyptan 10 ml (= 2 Amp.) langsam i.v. oder auch Calcium-Glukonat 20% 20 ml langsam i.v.

Theophyllin-Präparate (Euphyllin u. a.) 0,24 (= 1 Amp. zu 10 ml) i.v. Dazu Solu-Decortin H 100 mg (= 4 Amp.) i.v.

Cave Morphin-Derivate! Sedierung mit Truxal und Atosil je 25 mg (= je 1/2 Amp.) i.v. oder Valium 10 mg (= 1 Amp.) i.m.

Bewußtlosigkeit

Wie immer Grundkrankheit analysieren und speziell angehen!

Allgemeine Therapie:

Überwachen der Atmung (siehe akute respiratorische Insuffizienz), des Kreislaufs (siehe akutes Kreislaufversagen) und der Temperatur (siehe unter Hyperthermie).

Blasenentleerung: wenigstens 2mal täglich mit Katheter, wenn nicht spontan. Evtl. Dauerkatheter mit Infektionsprophylaxe (siehe: Akute Harnverhaltung, S. 70).

Lagerung: flach auf den Rücken, Kopf zur Seite, Freihalten der Atemwege, evtl. Guedell-Tubus, Absaugen. Prophylaxe gegen Kontrakturen.

Hautpflege: Gefahr von Decubitalulcera besonders am Rücken und an den Fersen.

Mundpflege: 3%iges Borglycerin oder Hexoral. Bei Soor Spülungen mit Moronalsuspension.

Augenpflege: Bor- oder Noviform- oder Leukomycin-Augensalbe, evtl. Uhrglasverband.

Pneumonieprophylaxe: Antibiotica, Abklatschen, Inhalationen mit Bronchitiskessel bzw. Tacholiquin oder Mucolytikum Lappe o. ä., bei stärkerer Verschleimung Sekretolytica wie Ozothin oder Bisolvon i.v., falls entsprechend abgesaugt werden kann; sonst evtl. Atropinum sulf., 0,5—1,0 mg s.c. alle 3—4 Std.

Regelmäßige Kontrollen von Säure-Basenhaushalt, Gesamteiweiß im Serum, Blutbild, Kreatinin und Harnstoff, Flüssigkeits- und Elektrolytbilanz. Dabei auch Verluste (Magensaft, Sekrete) berücksichtigen. Magensonde bei Magenatonie, Dauerdrainage.

Schriftliche Kontrollen von Temperaturen, Pulsfrequenz und RR, Atmung, Tiefe der Bewußtlosigkeit, neurologischem Status u. a.

Flüssigkeitszufuhr: Bei normalen Elektrolytverhältnissen, genügender Nierenausscheidung und stabilem Kreislauf besteht folgender normaler Tagesbedarf an Flüssigkeit und Elektrolyten:

2500 ml Flüssigkeit   100 mval Na^+ 50 mval K^+

Bei Fieber pro Grad Temperatursteigerung zusätzlich 500 ml einer Elektrolytlösung.

Der normale Tagesbedarf läßt sich z. B. durch folgende Lösungen decken: 4 × 500 ml Tutofusin B oder Sterofundin B, 1 × 500 ml Laevosan 10 o. ä.

Diese Infusionsmenge enthält aber nur 600 Cal, so daß nach einigen Tagen zusätzlich Kalorien zugeführt werden müssen, außerdem ca. 50 g Eiweiß täglich.

Möglichst frühzeitig sollte eine Ernährung durch eine Magen-Darmsonde erfolgen.

Hyperthermie-Behandlung

Bei Temperaturen bis 39° C (rectal) Pyramidon, Novalgin u. a., dazu Wadenwickel außer bei Kreislaufzentralisation und kühlen Extremitäten.

Bei anhaltenden Temperaturen über 39° C und Zeichen eines Schocksyndroms (s. dort) Behandlung dieser Komplikation vordringlich.

Bei Ausschluß eines Schocksyndroms:

4—6 ml Hydergin i.m. oder i.v., evtl. mehrmals. Physikalische Abkühlung des Rumpfes durch Abdecken mit feucht-kühlen Tüchern (evtl. Eisbeutel) und Anblasen mit einem Ventilator.

Kreislaufüberwachung, evtl. Infusionstherapie und Strophanthin.

Akute intrakranielle Drucksteigerung („Einklemmung")

60—80 ml 40%ige Lävulose- oder Glucoselösung, evtl. 2—3mal täglich, dazu Lasix 40—60 mg (= 2—3 Amp.) i.v., evtl. 1—2mal täglich. Elektrolytkontrolle!

oder: Diamox 250—500 mg (= 1/2—1 Amp.) mit Kalium- und Natriumbicarbonat, je 40 mval in Lävulose 20%ig 500 ml innerhalb 1 Std i.v.

oder: bei intakter Nierenfunktion, stärker wirksam: Tutofusin S 40: 250 ml in 30—45 min

oder: Rheomacrodex 10%+Sorbit 20%: 1000 ml in 1—2 Std oder Osmofundin 20%, 250 ml in 1 Std.

Bei längerer Behandlung auf ausreichende Flüssigkeits- und Elektrolytzufuhr achten. Hämatokrit, Elektrolyte und Harnstoff kontrollieren.

Stärkste Diurese durch Harnstoffinfusionen (möglichst nur als Operationsvorbereitung): 30%ige Harnstofflösung in 10%igem Invertzucker, Höchstdosis 1 g/kg Körpergewicht/24 Std. Kontinuierliche Überwachung von Kreislauf, Atmung und Pupillen. Kontraindikationen: Leber- und Nierenschädigung.

Bei Verdacht auf intrakranielles Hämatom keine forcierte Diurese (etwa mit Sorbit, Mannit oder Harnstoff) wegen der Gefahr einer Blutung e vacuo.

Akute Harnverhaltung

Zunächst auszuschließen:
1. Anurie: bei Katheterisierung leere Blase. Sofort Internisten oder Urologen beiziehen. Lebensgefahr. Drohende Urämie.
2. Abflußstörung im Bereich der ableitenden Harnwege oberhalb der Blase. Bei Katheterisierung Blase leer. Urologische instrumentelle Untersuchung vordringlich.

Bei akuter Harnverhaltung auf Grund neurologisch-psychiatrisch bedingten Unvermögens der Blasenentleerung an den medianen Bandscheibenvorfall denken, hierbei sofortige Operation beim Neurochirurgen.

Im übrigen:
1. Zunächst Versuch, die Blase mit dem Credé-Handgriff auszudrücken (vorsichtig).
2. Intermittierende Katheterisierung zweimal täglich mit Einmal-Katheter, Charrière 14—16. Sorgfältige Asepsis.
3. Notfalls (bei längerdauernder Retention) Dauerkatheter, abgeklemmt, nur alle 3 Std öffnen. Bei Männern hochschlagen und mit Heftpflaster am Unterbauch befestigen. Katheterwechsel 2- bis 3mal wöchentlich, dabei mehrstündige Probe auf mögliche Spontanaktivität des Detrusors.
4. Täglich Blasenspülung mit körperwarmer physiologischer Kochsalzlösung oder Targesinlösung 1%ig oder

Rp. Acid. citricum	32,3
Magnes. oxydatum	3,8
Natr. carbonicum cristallis. (10-hydrat)	8,8
Rivanol	0,012
Aqua dest. ad	1000,0

   Sterilisieren!
5. Bei Infektion Empfindlichkeitsbestimmung für Antibiotica etc. Detrusor-Medikament: Doryl 3 × 1 Tbl., besser 3 × 1/2—1 Amp.

Bei Unruhezuständen bewußtseinsgetrübter Pat. immer an Möglichkeit der Harnverhaltung denken.

B. Spezielle Therapie

Spontane Subarachnoidealblutung

Oft unter dem Bild des Schlaganfalls (des apoplektischen Insults). Differentialdiagnose unerläßlich wegen der operativen Möglichkeiten bei einem Aneurysma.

Eine vorsichtige Liquorentnahme klärt den Tatbestand. Dann strengste Bettruhe über 3 Wochen.

Schmerzbekämpfung und Ruhigstellung mit Novalgin 2—5 ml i.v., Valium 10—20 mg ($=1$—2 Amp.) i.m. oder Truxal 50 mg ($=1$ Amp.) und Atosil 50 mg ($=1$ Amp.) i.m.

Bei schweren Schmerz- und Unruhezuständen auch lytischer Cocktail i.m.: Hydergin 0,0006 ($=2$ Amp.)+Atosil 0,05 ($=1$ Amp.)+Dolantin 0,1 ($=1$ Amp.). Evtl. auch halbe Dosis ausreichend.

Hämostyptika: Tachostyptan 5—10 ml (1—2 Amp.) langsam i.v. oder Reptilase 1 Amp. i.v. oder s.c. Auch Orgastyptin/Presomen 20—40 mg ($=1$—2 Amp.) i.m.

Im übrigen „Elementar-Therapie"!

Bei Hypertonie: Megaphen 25—50 mg i.m. oder Sedarapuin 0,25—1 mg i.m. oder Serpasil 2,5 mg ($=1$ Amp.) i.m. Bei unzureichender Wirkung auch Dihydralazin (Nepresol) 3—6 (—12) mg ($=1/8$—$1/4$—1 Amp.) i.m. oder Guanethidin (Ismelin) 10 mg ($=1$ Amp.) i.m.

Angiographie evtl. doppelseitig bzw. auch der Arteria vertebralis möglichst nach Ablauf der ersten Woche, nur ausnahmsweise bei schneller Verschlechterung des Zustandes schon früher.

Carotis-Interna-Stenose bzw. -Verschluß im Halsbereich

Ca. 25% der sog. Schlaganfälle.

Das wichtigste ist die differentialdiagnostische Klärung innerhalb der ersten Stunden. Operative Behandlung aussichtsreich nur innerhalb der ersten 8 Std und bei fehlender oder nur geringer Bewußtseinsstörung (Abb. 28).

Eigentlicher Schlaganfall oder apoplektischer Insult

Entweder in Form der intracerebralen Blutung (10—20%) oder der sog. Encephalomalacie (60% der apoplektischen Insulte).

Elementar-Therapie wie oben beschrieben.

Außerdem: Bei Hypertonie siehe unter Subarachnoidalblutung. Bei Hypotonie z. B. Depot-Novadral 10 mg ($=1$ Amp.) i.m. oder Akrinor 20 mg ($=1$ Amp.) einmal bis mehrmals täglich*.

---

* Im akuten Stadium relativ schnelle Infusion niedermolekularer Plasmaexpander (z. B. Rheomacrodex) zur Erniedrigung der Blutviskosität, erst später gefäßerweiternde Mittel (siehe oben).

Operative Prophylaxe bzw. Therapie des Schlaganfalls

	Gefäßbahn	Klinik	Op.-indikat.
Stad. I	Stenose oder vollkompensierter Verschluß	(asymptomatisch)	+
Stad. II	Stenose oder nicht vollkomp. Verschluß	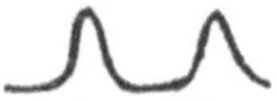 intermittierende Insuff.	+ + +
Stad. III	Multiple Stenosen oder Totalverschluß	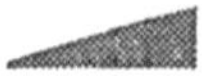 „progressive stroke"	(+) 1.—12. Std.
Stad. IV	Multiple Stenosen oder Totalverschluß	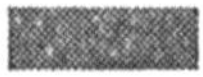 „completed stroke"	—

Abb. 28

Gefäßerweiternde Medikamente: Eupaverin 30—60 mg (=1—2 Amp.) s.c. oder 10 mg sehr langsam i.v., Cave RR-Abfall! Theophyllin-Präparate (Euphyllin) 0,24—0,48 (=1—2 Amp.) langsam i.v.
Nicotinsäure-Präparate, z. B. Ronicol, Complamin u. a., evtl. als Tropfinfusion.
Sedativa: Valium 10—20 mg (=1—2 Amp.) i.m. oder Truxal 50 mg (=1 Amp.) i.m. evtl. in Kombination mit Depot-Novadral 1 Amp. i.m. Cave Morphin-Derivate!

Myasthenische Krise
Bei akuter Myasthenie, durch hinzutretende Infektionskrankheiten, schwere körperliche Belastungen, Operationen. Diagnose durch Tensilontest, siehe dort.
Therapie:
Prostigmin mit schnellem Einsetzen der Wirkung: Bereits 15—30 min nach oraler Gabe. Wirkung über 2—3 Std. Tabletten zu 4 mg und 15 mg (=forte). Injektionslösung (s.c. oder i.m.) bei Schluckstörung. Amp. mit 1 ml =0,5 mg und 5 ml=12,5 mg (=forte). 0,5 mg Injektionslösung entsprechen in der Wirkung ca. 35 mg der Prostigmintabletten.
In schweren Fällen oft Dosis oral von 70—100 mg in 6 Einzelgaben notwendig (Tagesdosis 400—600 mg).
In leichten bis mittelschweren Fällen 6 Einzelgaben von 30—60 mg (Tagesdosis 180—360 mg). Bei vegetativen Reizerscheinungen evtl. 0,5—1 mg Atropinum sulf. bis 3mal täglich.
Mestinon (Pyridostigminbromid): Verzögerter Wirkungseintritt gegenüber Prostigmin, weniger toxisch, längere Wirkung bis zu 3—6 Std. Tablet-

ten zu 10 mg, Dragées zu 60 mg. Amp. mit 1 ml = 1 mg und mit 5 ml = 5 mg. 15 mg Injektionslösung entsprechen in der Wirkung 60 mg oral. In schweren Fällen 6stündlich orale Einzelgaben von 60 mg und mehr (bis 1000 mg täglich).

Gefahr der Kumulation! (= cholinergische Krise s. dort).

Mytelase (Abenoniumchlorid): Steht in Toxicität und Wirkungsgrad zwischen Prostigmin und Mestinon. Wirkungsdauer aber 6—8 Std 1 Tbl. = 10 mg, entspricht in der Wirkung 15 mg Prostigmin oder 60 mg Mestinon. Einzeldosen: Beginn mit 5 mg 4mal täglich. Wirkt besonders in Kombination angewendet.

Sorgfältige Überwachung, da Kumulationsgefahr.

In schwersten Fällen evtl. zusätzlicher Behandlungsversuch mit ACTH oder — bei lymphocytärer Infiltration in der Muskulatur — mit Corticosteroiden (Glucocorticoiden).

Kontraindizierte Medikamente: Präparate mit muskelrelaxierender Wirkung, z. B. Valium, Mogadan, Curarepräparate u. a., ferner Reverin und Terravenös i.v., sie enthalten Magnesium^{++}. Schließlich: Hydantoinpräparate.

Cholinergische Krisen

Bei Überdosierung bzw. Kumulation von Cholinesterasehemmern.

Drohende Krise: Unruhe, Angst, Schwindel, miotische Pupillen, Nystagmus, fasciculäre Muskelzuckungen, Stuhldrang, Schweißausbruch, zunehmende Paresen besonders der Schlund- und Atemmuskulatur. Erstickungsgefahr durch gestaute Sekretmassen.

Tensilon-Test (s. dort) als differentialdiagnostisches Kriterium bei bereits hoher Dosis von Cholinesterasehemmern absolut kontraindiziert!

Therapie: Bei schwersten Lähmungen und Sekretstau Intubation zum Absaugen und künstlicher Beatmung. 0,5—1 mg Atropin zur Sekretionshemmung, evtl. mehrmals täglich i.m. oder s.c. Mehrtägige Pause der Medikation von Cholinesterasehemmern, dann Beginn einer Neueinstellung mit kleineren Dosen. Bis dahin evtl. künstliche Beatmung; im übrigen Elementar-Therapie (s. dort).

C. Vergiftungen

Allgemeine Diagnostik: Sofort Art, Dosis und Zeitpunkt der Einnahme des Giftes erkunden. Auf potenzierenden Alkoholgenuß achten. Entnahme von Harn und Blut zur Giftbestimmung, ebenso Erbrochenes bzw. Magenspülflüssigkeit zur Untersuchung aufbewahren.

Elementar-Therapie (s. dort)!
Allgemeine Therapie:
Bei bewußtseinsklaren bzw. nur leicht somnolenten Pat. Magenentleerung, sofern die Gifteinnahme nicht länger als 3—4—6 Std zurückliegt. Kontraindikation: Säure- bzw. Laugenvergiftungen, Mundschorf!

Magenentleerung durch Provokation von Erbrechen mit heißer Kochsalzlösung per os (3 Teel. Kochsalz auf 1 Glas Wasser) oder mit Apomorphin 0,01 s.c.

Magenentleerung auch durch Magenspülung in Kopftief- und Seitenlage mit nicht zu dünnem Schlauch. Anschließend Aufschwemmung von Tierkohle (1—2 Eßl.) in Bitterwasser (=Magnesiumsulfat).

Bei stärker somnolenten und bewußtlosen Pat. zuerst Stabilisierung von Atmung und Kreislauf (s. dort). Magenspülung nur dann, wenn die Gifteinnahme wahrscheinlich erst vor wenigen Stunden erfolgte. Aspirationsgefahr! Anschließend keine Tierkohle. Evtl. vor der Spülung intubieren. Intubationsbesteck muß bereitliegen, ebenso Absauggerät.

Schlafmittelvergiftung

1. Freihalten der Atemwege. Gefahr der Atemdepression besonders häufig bei schweren Barbituratvergiftungen und Einnahme größerer Mengen barbituratfreier Mittel wie auch bei Opiaten, größeren Mengen von Neuroleptica und Thymoleptica. Blutgasanalysen! Evtl. Frühzeitige Intubation (bis zu 48 Std) bzw. Tracheotomie, künstliche Beatmung.
2. Kreislaufüberwachung. Sofort Infusion anlegen (Tutofusin, Sterofundin, Glucose- oder Lävuloselösung), um bei Gefahr sofort Medikamente i.v. geben zu können. Siehe auch unter: akutes Kreislaufversagen, S. 66.
3. Überwachung des Elektrolyt- und Säurebasenhaushaltes, da sich häufig eine respiratorische oder metabolische Acidose ausbildet. Bilanz von Einfuhr und Ausscheidung von Flüssigkeiten.
4. Bei schweren Intoxikationen, besonders mit Barbituraten, zentrale Analeptica, sofern eine zentrale Depression von Atem- und Kreislauffunktion besteht:
Eukraton 50—80 ml langsam i.v. Wirkung hält über 1—2 Std an. Evtl. wiederholen. Krampfgefahr. *Nicht* bei Opiaten, Noludar und Doriden.
5. Giftelimininierung:
    a) Intravenöse Dauertropfinfusion: innerhalb von 24 Std 3—5 l bilanzierte Elektrolyt- und 5%ige Lävulose-(oder Glucose-)Lösung. Zusatz von 50 mval $NaHCO_3$ (Natriumbicarbonat) in 500 ml Flüssigkeit, in weitere Infusionen je 20 mval $NaHCO_3$, fördert die Barbituratausscheidung.
    b) Forcierte Diurese. Kontraindikation: Herzinsuffizienz, Lungenödem, Hochdruck, Niereninsuffizienz.

Notwendig laufende Kontrollen von Hb, Hämatokrit, Harnstoff, Elektrolyten, Harnmenge. Im Blut soll eine leichte metabolische Alkalose bestehen, Harn soll alkalisch sein.

1. Stunde: Tutofusin B 300 ml mit Tutofusin S 40 250 ml.
2. Stunde: Tutofusin B 400—500 ml.
3. Stunde: 5%ige Lävulose (Glucose) 400—500 ml mit 20 mval $NaHCO_3$ und 40 mg Lasix i.v. (=2 Amp.).
4. Stunde: Tutofusin B 400—500 ml mit 20 mval $NaHCO_3$. Stündlich müssen jetzt mindestens 400—500 ml Harn ausgeschieden werden.

Weiter werden je nach Ausscheidung 400—500 ml/Std Tutofusin und Glucose im Verhältnis 2:1 gegeben, dazu pro Infusion 20 mval NaHCO$_3$. Bleibt die Ausscheidung hinter der Einfuhr um 500—1000 ml zurück, erneut Lasix bzw. Tutofusin S 40. Gesamtinfusionsmenge in 24 Std 8—12 l.
6. Bei Zeichen einer verminderten Nierenfunktion frühzeitig Peritonealdialyse bzw. „künstliche Niere", auch bei sehr hohen Barbituratwerten im Serum bzw. hohem Alter des Pat.
7. Lagerung: Besonders bei Barbituratvergiftungen Gefahr sich rasch ausbildender Drucknekrosen (Fersen, Beine, Ellenbogen, Rücken), Polsterung bzw. Wasserkissen.

Vergiftung mit Neuroleptica

Motorische Erregungszustände, extrapyramidale Dyskinesien, Übergang in zunehmende Bewußtlosigkeit, Atemdepression, Blutdruckabfall, Gefahr generalisierter Krampfanfälle.

Allgemeinbehandlung wie bei Schlafmittelvergiftung.

Besonderheiten: Wirkung von Nor-Adrenalin vermindert, besser Hypertensin bei Kollapsneigung. Akineton (1—2 Amp.) langsam i.v. bei extrapyramidalen Dyskinesien. Bei Krampfanfällen Valium 10—20 mg (=1—2 Amp.) langsam i.v. oder Epanutin bzw. Phenhydan 250 mg (=1 Amp.) langsam i.v. Keine Barbiturate (Gefahr der Potenzierung, Atemdepression), kein Eukraton (Krampfgefahr).

Vergiftung mit Thymoleptica (tricyclische Antidepressiva)

Benommenheit, auch delirant-halluzinatorische Zustände, Tachykardie, Tremor, Rhythmusstörungen, Mydriasis, Reflexsteigerung; Übergang in Bewußtlosigkeit, Blutdruckabfall. Gefahr generalisierter Krampfanfälle.

Therapie symptomatisch. Bei schweren Vergiftungen wie bei Schlafmittelvergiftungen.

Besonderheiten: Bei Tachykardien Herzglykoside, bei Herzrhythmusstörungen Mestinon 0,5—1—2 mg i.m. Bei Blutdruckabfall Hypertensin. Bei Gabe von Nor-Adrenalin Gefahr von Blutdruckkrisen. Keine Barbiturate (Potenzierung).

Bei Krampfanfällen Hydantoinpräparate 250 mg langsam i.v.

Lithiumvergiftung

Neben der symptomatischen Therapie osmotische Diurese mit Harnstoff und dgl.; Alkalisierung des Harns durch Natriumlactat-Infusionen. Außerdem Aminophyllin (Euphyllin) i.v.

Morphinvergiftung

Benommenheit bis tiefe Bewußtlosigkeit, Blutdruckabfall, tiefe Atemdepression, Miosis (Differentialdiagnose zu anderen Vergiftungen).

Therapie: Spezifischer Antagonist: Lorfan 1—2 mg (=1—2 ml) i.v., bei unzureichender Wirkung nach 5—10 min weitere Gabe von 0,5—1,0 mg, bei gesicherter Diagnose weitere Einzeldosen von 2 mg (=2 ml) Lorfan in Abständen von 10 min, bis die Pupillen weit bleiben und die Atmung normalisiert ist.

Vergiftung mit Tranquilizern

Zunehmende Müdigkeit und Benommenheit, Atonie, evtl. Bewußtlosigkeit und Blutdruckabfall.

Therapie lediglich symptomatisch. Evtl. Förderung der Ausscheidung durch Tropfinfusionen.

Akute Alkoholintoxikation

Erregungszustände oder Koma, Gesichtsrötung, oft mit Cyanose, Gefahr der Atemdepression. Rötung der Conjunctiven typisch, ebenso Geruch der Atemluft. Eigenreflexe oft aufgehoben, Cornealreflex und Pupillenreflexe aber erhalten.

Bei Erregungszuständen keine Barbiturate oder Opiate, da Gefahr der Potenzierung bzw. Atemdepression. Am besten Truxal 50 mg und Atosil 50 mg (= je 1 Amp.) i.m., evtl. auch vorsichtig i.v.; Blutdruckkontrolle.

Bei Alkoholkoma Gefahr der Atemdepression, auch Erbrechen und Aspiration, Kreislaufkollaps.

Coramin 5—10 ml langsam i.v., dazu Lävulose 40%ig, 40 ml i.v. bzw. 10%ige Lävuloseinfusion (1000 ml).

Im übrigen Elementar-Therapie (s. dort).

VIII. ANFALLSTYPEN UND ANTIEPILEPTIKA

Die Präparate werden unter Zuordnung zu den einzelnen Anfallsarten nach dem Rang ihrer Wirksamkeit und unter Berücksichtigung der Nebenwirkungen numeriert aufgeführt, und zwar mit ihrem generic name und dann mit ihren verschiedenen Firmennamen (gem. Rote Liste 1969).

Propulsiv-petit mal (BNS-Krämpfe, Blitz-Nick-Salaam-Krämpfe)

Auftreten in den ersten 3 Lebensjahren, meist im ersten Jahr. Rasche, nach vorn gerichtete ruckartige Bewegungen, z. B. Nicken mit dem Kopf, evtl. mit Werfen der Arme nach vorn und nach der Seite, oder blitzartiges Zusammenzucken des ganzen Körpers mit Beugen und Heben der Arme und Anziehen der Beine. Bewußtseinstrübung. Oft bis zu 100 Anfällen pro Minute.

Therapie:

		Säuglinge	Kleinkinder	Schulkinder
1.	*Nitrazepam* Mogadan 5 mg Tbl.	½—2	1—3	1—6
2.	*Diazepam* Valium	2—10 mg	5—20 mg	5—30 mg

Valium als Tabletten, Ampullen, Zäpfchen oder Sirup (5 ml = 2 mg).
 Beginn mit kleiner Dosis abends, etwa ½ Tbl. Mogadan. Falls nach etwa 14 Tagen keine Besserung:

3. ACTH oder Glucocorticoide. Behandlung mit diesen Präparaten z. T. nach differenzierten Schemata mit Depot-ACTH, Methylenprednisolon und Dexamethason. Stoßtherapie mit 40—60 E Depot-ACTH oder Behandlung mit Methylenprednisolon (Decortilen) 2—3 mg/kg für 14 Tage bis 3 Wochen.

Absencen-Epilepsie (Retropulsiv-petit mal)

Auftreten im 4. bis 14. Lebensjahr, Gipfel vom 6. bis 10. Lebensjahr. Bewußtseinsstörung von wenigen Sekunden Dauer: plötzliches Innehalten im Tun oder Reden, starres Vorsichhinblicken, anschließend Fortsetzung der vorherigen Tätigkeit („Zerstreutheit" der Schulkinder). Keine Bewußtlosigkeit, kein Hinstürzen, keine gröberen motorischen Phänomene, höchstens Mund- oder Zungenbewegungen, Nesteln mit den Fingern (Petit-mal-Automatismen).

Therapie:

1. *Ethosuximid*

		Kleinkinder	Schulkinder +Erw.
Suxinutin	1 Kapsel bzw.		
Petnidan	5 ml Saft		
Pyknolepsinum	enthält 250 mg	2—4 Kaps.	2—8 Kaps.

2. *Mesuximid*
Petinutin Kapseln zu 300 mg   2—4 Kaps.   3—8 Kaps.

3. *Trimethadion* (Oxazolidin)
Tridione Kapseln zu 300 mg
Dulcet-Tbl. zu 150 mg   2—4   3—8

Statusbehandlung mit Valium i.v.

Impulsiv-petit mal (myoklonische Epilepsie)

Auftreten im 14. bis 17. Lebensjahr. Kurze, ruckartige, heftige, unsystematisierte Zuckungen (einzeln oder salvenartig, isoliert oder symmetrisch), besonders häufig im Nacken, Schulter oder Extremitäten. Besonders nach Schlafentzug und nach dem Erwachen. Auslösung durch Schreck, Emotionen, Flackerlicht. Bewußtsein ungestört.

Therapie:

1. *Primidon*
Mylepsinum-Tbl. zu 250 mg
Therapiebeginn besonders langsam-einschleichend mit $1/4$—$1/2$ Tbl. täglich, abends, jede Woche Tagesdosis um $1/2$ Tbl. steigern bis zu schließlich 3—4 Tbl. täglich.

2. *Phenobarbital*

Luminal	Tbl. zu 100 mg und 300 mg
Phenaemal	Amp. zu 200 mg
Luminaletten	Tbl. zu 15 mg
Phenaemaletten	

Dosierung: Erwachsene und Schulkinder 100—600 mg tägl.

3. Evtl. auch Maliasin, kombiniert mit Suxinimiden.

Grand mal (generalisierter Anfallstyp)

Ablauf (in Klammern die nur fakultativ auftretenden Erscheinungen): ⟨Aura — Initialer Schrei + Hinstürzen mit Verletzungen⟩ — tonischer generalisierter Krampf + Atemstillstand ⟨Cyanose⟩ — klonische Zuckungen, Pupillenstarre, Babinski, ⟨Schaum, evtl. blutig, Zungenbiß, Urin- und Stuhlabgang⟩ — Bewußtlosigkeit — ⟨Verwirrtheit, Erregung⟩ — Bewußtseinsaufhellung ⟨Müdigkeit⟩ mit Amnesie.

a) Schlafepilepsie. Auftreten der Anfälle vorwiegend im Schlaf, auch beim Schlaf am Tage.
b) Aufwachepilepsie. Auftreten der Anfälle vorwiegend nach dem Erwachen.
c) „Diffuse" Epilepsie. Anfälle unabhängig von Tageszeit bzw. Schlaf-Wachzustand.

Therapie:
a) Schlafepilepsie
1. *Phenytoin* (Diphenylhydantoin)
Zentropil-Tbl. zu 100 mg, Supp. zu 200 mg (entspricht 1 Tbl.)

Epanutin Kaps. zu 100 mg, 5 ml Suspension 30 mg
Epanutin parenteral Injektionsfl. zu 250 mg + 5 ml Lösungsmittel

Phenhydan Tbl. zu 100 mg
Phenhydan retard Tbl. zu 200 mg
Phenhydan-Injektionslösung Amp. zu 250 mg
Citrullamon Tbl. zu 75 mg

Dosierung: 2—3 (—5) Tbl. bzw. Kapseln zu 100 mg

2. *Primidon* (allein oder kombiniert mit 1.)
Mylepsinum Tbl. zu 250 mg
Dosierung: $1/2$—3 (—4) Tbl. täglich
3. *Mephenytoin*
Mesantoin Tbl. (teilbar) zu 100 mg
Dosierung: 2—6 (—8) Tbl. (im Gegensatz zu Phenytoin stärker dämpfend und toxischer).
4. Evtl. Kombination mit Barbituraten.

b) Aufwachepilepsie
1. *Primidon*
Mylepsinum, siehe unter a) 2.
2. *Phenobarbital-Propylhexedrin*
Maliasin Drag. zu 25 und 100 mg (entspricht 15 bzw. 60 mg Phenobarbital).
Dosierung 2—6 Drag. zu 100 mg, evtl. kombiniert mit abends Mylepsinum oder Phenobarbital. Maliasingabe morgens unmittelbar nach Erwachen.
3. Phenytoin, Phenobarbital, bei Temporallappenfokus Tegretal.
1. + 2. etwa gleichwertig.

c) „Diffuse" Epilepsie
1. *Phenytoin*, s. unter a) 1.! Bei Temporalfocus mit Tegretal (s. Schläfenlappen-Epilepsie).
2. *Mephenytoin*, siehe a) 3.!
3. *Phenobarbital-Propylhexedrin*, siehe unter b) 2.!

Beim *Status*: Phenhydan, Barbiturate, Valium i.v. und i.m., Chloralhydrat-Klysma (2—4 g), Paraldehyd (6—10 g) i.m.

Fokaler Anfallstyp

Ablauf (in spitzen Klammern die fakultativen Erscheinungen):

Jackson-Anfall: In einem Körperteil, meist Hand, auch Gesicht, Fuß u. a., beginnende ⟨und auf benachbarte Gebiete übergreifende, bis zum generalisierten Grand mal führende⟩ motorische ⟨klonische⟩ und ⟨oder⟩ sensible Erscheinungen. Selten optische Sensationen oder Halluzinationen (bei Occipitalherden). Sehr oft ohne Bewußtseinsstörung, diese erst anschließend oder bei Generalisierung. Mono- oder Hemiparese nach dem Anfall möglich. Evtl. auch Status = Epilepsia partialis continua Koshewnikoff.

Adversiv-Anfälle: Sekundenlange Blick- und Kopfwendung nach einer Seite bei Herden in der lateralen Frontalregion der Gegenseite (frontales Adversiv-Feld). Bewußtsein ungestört.

Therapie: Etwa gleichwertig:

1. *Phenytoin*, s. u. Grand mal!
2. *Primidon*, s. Grand mal!
3. Tegretal, s. Schläfenlappen-Epilepsie!
4. *Phenobarbital*, in Kombination mit *1*.
5. Ospolot, s. Temporallappen-Epilepsie!

Schläfenlappen-Epilepsie

(Temporallappen-Epilepsie, psychomotorische Epilepsie):

1. Sensorische Anfälle (isoliert oder als Aura vor andersartigen Anfällen): Schwindel, Dysmorphopsien, Geschmacks- und Geruchsempfindungen.
2. Autonome Phänomene: Herzklopfen, Nausea, Speichelfluß, Trockenheitsgefühl im Mund, Hungergefühl, Harndrang, Bauchschmerzen (Kinder!).
3. Motorische Phänomene: Stereotype Wiederholungen einer Geste, Nesteln, reibende oder wischende Bewegungen, abnormes Atmen, Kauen, Schlecken, Schmatzen, Würgen, Schlucken, Urinieren, generalisierter Krampfanfall möglich.
4. Psychische Manifestationen: Unwirklicher, traumhafter Zustand, Zwangsdenken, verschiedenste Bewußtseinsalterationen (déjà vu, déjà vécu, jamais vu), Angst, Wut, andere Affekte.
5. Dämmerzustände (auch bei Grand mal und fokaler Epilepsie): Scheinbar geordnete Handlungen, oft persönlichkeits- oder situationsinadäquat, Minuten bis Tage dauernd, danach komplette oder partielle Amnesie.

Status dieser Anfallsformen möglich.

Therapie:

1. *Phenytoin*, s. u. Grand mal!
2. *Primidon*, s. u. Grand mal!
3. *Sultiamum*
   Ospolot mite Tbl. zu 50 mg
   Ospolot Tbl. zu 200 mg.

Behandlung einschleichend, evtl. mit Ospolot mite, beginnend mit 100 mg, bis zu 600 mg (—1200 mg) tgl.
4. *Carbamazepin:* Tegretal Tbl. zu 200 mg
Dosierung 3—6 (—9) Tbl. tgl.
1. und 2. etwa gleichwertig; evtl. kombiniert mit 3.+4.

Kombinationspräparate

Anirrit: 180 mg bromiertes Mephenytoin, 20 mg Phenobarbital.
Antisacer comp.: 100 mg Phenytoin, 0,25 mg Atropin. sulfur., 12,5 mg Coffein, 400 mg Kal.brom., 25 mg Phenobarbital.
Apydan: 70 mg Phenytoin, 35 mg Phenobarbital, 60 mg Coffein, 200 mg Natr.brom., 50 mg Ammoniumbromid.
Comital: 50 mg Phenytoin, 100 mg Methyl-Phenobarbital.
Comital L: 50 mg Phenytoin, 50 mg Methyl-Phenobarbital, 50 mg Phenobarbital.
Glyboral mite: 50 mg Phenytoin + Bor-Calcium + -Natrium.
Glyboral forte: wie Glyboral mite + 30 mg Phenobarbital und 200 mg Kal.brom.
Lubrokal: 40 mg Phenobarbital, 600 mg Kal.brom.
Neo-Citrullamon: 50 mg Phenytoin, gebunden an Valeriansäure.
Zentronal: 100 mg Phenytoin, 15 mg Phenobarbital.
Zentronal comp.: 100 mg Phenytoin, 15 mg Coffein, 30 mg Phenobarbital, 50 mg Aminophenazon, 3 mg Hämatoporphyrin-Nencki.

Nebenwirkungen

Tegretal: Hautreaktionen, selten Kopfschmerzen, Brechreiz, psychopathologische und cerebelläre Symptome, nur ausnahmsweise Knochenmarksschädigung. Bei Kindern Gynäkomastie.

Sultiamum (Ospolot): Kontraindikation Niereninsuffizienz. Nebenwirkungen: Kribbelparästhesien, Tachy- und Hyperpnoe, gastrointestinale Erscheinungen, toxisches Exanthem. Selten Antriebsstörung oder innere Unruhe und Reizbarkeit.

Phenytoin (Zentropil, Epanutin, Phenhydan, Citrullamon): Allergisches Exanthem, Kopfschmerzen, Reizbarkeit, leichte Benommenheit, selten symptomatische Psychose. Übelkeit, Inappetenz (Übergang auf Kapseln oder Supp.), Gelenkschwellungen, Fieber, Lymphknotenvergrößerungen bis zum histologischen Bild eines Lymphosarkoms, ausnahmsweise auch Lupus erythematodes, Hypertrichose, Leukopenie, später Zahnfleischwucherung (Vorbeugung durch intensive Zahnpflege, operatives Abtragen der Wucherungen möglich), Megaloblastenanämie (Therapie: 25—50 mg Folsäure oral), cerebelläre Ataxie bei Überdosierung oder primärer Umbaustörung für Phenytoin (Blutspiegel über 30 µg/ml), Polyneuritis.

Therapeutischer Phenytoinspiegel im Serum: 10—20 µg/ml.

Phenobarbital (Luminal, Phenaemal): Bei Kindern unter 3 Jahren besser verträglich als Phenytoin.

Nebenwirkungen: Verlangsamung, Dösigkeit, Ataxie, Verstärkung der epileptischen Wesensänderung, vereinzelt Megaloblastenanämie.

Primidon (Mylepsinum): Schläfrigkeit, Benommenheit, Schwindel, Rauschzustände, Müdigkeit, Übelkeit, Kopfschmerzen, Erbrechen, Ataxie, nur ausnahmsweise Leukopenie. Serumwerte fallen nur langsam ab, daher relativ rasche Dosisminderung bzw. Absetzen möglich.

Phenobarbital-Propylhexedrin (Maliasin): Wie Primidon bzw. Phenobarbital, außerdem abnorme Erregungszustände, selten Halluzinosen.

Mephenytoin (Mesantoin): Wie Phenytoin, nur stärker toxisch, stärker dämpfend.

Ethosuximid (Suxinutin, Petnidan, Pyknolepsinum): Leichte Benommenheit, Nausea, selten Überwachheit, Kopfschmerzen, Schwindel, selten psychotische Entgleisung, ausnahmsweise hämorrhagische Gastritis, Knochenmarksschädigung, Leber- und Nierenschädigung.

Mesuximid (Petinutin): Exanthem, leichte Benommenheit, Ataxie, im ganzen wie Ethosuximid, nur häufiger.

Trimethadion (Tridione): Knochenmarksschädigungen, Provokation großer Anfälle. Wegen der Nebenwirkungen Verwendung nur noch bei ungenügendem Erfolg von Succinimiden. Die anderen Oxazolidine Ethadion (Petidiol) und Paramethadion (Paradione) werden wegen noch stärkerer Nebenwirkungen kaum noch verwendet.

Grundsätzliches zur Therapie

Bei Krampfleiden mit verschiedenartigen Anfällen (gemischte Anfälle) gezielte Behandlung jeder einzelnen Anfallsform. Zumeist also Kombination mehrerer Medikamente erforderlich. Behandlungsbeginn immer mit kleinen Dosen einschleichend bis zur optimalen Wirkung oder bis zum Auftreten von Nebenwirkungen. Umstellung auf ein anderes Präparat ebenfalls schrittweise. Falls rasches Absetzen eines Präparates erforderlich (z. B. bei toxischer Störung der Hämatopoese): Barbituratschutz. Neben der medikamentösen Behandlung stets Ausschaltung aller nur möglichen Noxen (z. B. Schlafmangel, Alkohol, Zufuhr größerer Flüssigkeitsmengen).

Zur *Bestimmung* des *Phenytoin-Spiegels* im Serum: 10 ml Venenblut einsenden.

IX. PSYCHOPHARMAKA

Neuroleptica

Generic name	Handelsname	Generic name	Handelsname
Promazin	Verophen	Fluphenazin-decanoat	Dapotum
	Protactyl	Flupentixol-decanoat	Fluanxol Depot
Chlorpromazin	Megaphen	Dixyrazin	Esucos
	Largactil		
Trifluopromazin	Psyquil	Prothipendyl	Dominal
Laevomepromazin	Neurocil	Chlorprothixen	Truxal
Promethazin	Atosil		Taractan
Mepazin	Pacatal		
Thioridazin	Melleril	Chlorperphenthixin	Ciatyl
	Inofal	Flupentixol	Fluanxol
Propericiazin	Aolept	Tiotixin	Orbinamon
Perazin	Taxilan	Haloperidol	Haloperidol
Trifluoperazin	Jatroneural	Triperidol	Triperidol
Thioperazin	Majeptil	Methylperidol	Luvatrena
Butyrylperazin	Randolectil	Benzperidol	Glianimon
Perphenazin	Decentan	Floropipamid	Dipiperon
Fluphenazin	Lyogen	Reserpin	Sedaraupin
	Omca		Serpasil
		Reserpin + Orphenadrin	Phasein

Thymeretica (Monoaminoxydasehemmer)

Generic name	Handelsname	Generic name	Handelsname
Nialamid	Niamid	Tranyclypromin komb. mit 1 mg Trifluoperazin	Jatrosom
Phenelzin	Nardil		
	Stinerval		

Thymoleptica

Generic name	Handelsname	Generic name	Handelsname
Desipramin	Pertofran	Melitracen	Trausabun
Imipramin	Tofranil	Amitryptilin	Laroxyl

Thymoleptica (Fortsetzung)

Generic name	Handelsname	Generic name	Handelsname
Dibenzepin	Noveril		Saroten
Monochlorimipramin	Anafranil		Tryptizol
		Amitryptilin + Chlordiazepoxyd	Limbatril
Nortryptilin	Nortrilen		
	Acetexa	Doxepin	Aponal
Protryptilin	Maximed	Trimeprimin	Surmontil
Noxiptilin	Agedal	Chlorprothixen	Truxal
Dimethracin	Istonil		Taractan
Opipramol	Insidon	Thioridazin	Melleril

Lithium-Präparate

Generic name	Handelsname
Lithiumacetat	Quilonum (pro Tbl. 536 mg) Erhaltungsdosis 1—3 Tbl. tgl.
Lithiumcarbonat	Hypnorex (pro Tbl. 400 mg) Erhaltungsdosis 1—2 Tbl. tgl. Quilonum retard (450 mg je Tbl.) Erhaltungsdosis 1—2 Tbl. tgl.

Tranquilizer

Generic name	Handelsname	Generic name	Handelsname
Meprobamat	Aneural	Oxazepam	Adumbran
	Cyrpon		Praxiten
	Miltaun		
Phenprobamat	Gamaquil	Medazepam	Nobrium
Carisoprodol	Sanoma	Chlordiazepoxyd	Librium
Hydroxyzin	Atarax	Diazepam	Valium
Benactyzin	Suavitil	Nitrazepam	Mogadan
Meclizin	Calmonal	Äthinazon	Aolan

Nebenwirkungen der Thymoleptica

Schwindelgefühl, Kollapsneigung, Tachykardie, Blutdrucksenkung, vermehrtes Schwitzen, Trockenheit der Schleimhäute, Akkommodationsstörungen, Tremor, Harnverhaltung, Unruhe, Bewegungsdrang, Einschlafstörungen, allergische Reaktionen der Haut. Cave Glaukom (u. U. unter augenärztlicher Kontrolle).

Komplikationen: Agranulocytose, Thrombosen, Thrombembolie. Keine Kombination mit MAO-Hemmern!

Nebenwirkungen der Thymeretica

Kollapsneigung, Hypotonie, Schlafstörungen, Kopfdruck, Unrast. Schwere Inkompatibilitätserscheinungen bei Kombination mit Thymoleptica (auch mit Tegretal) und bei Verabreichung von Käse (außer Gervais und Qark).

Neurologische Begleitwirkungen der Neuroleptica

Tremor, Parkinsonsyndrom, Dyskinesien (Zungen-Schlundkrämpfe), Torsionsdystonien (vorwiegend im Bereich der Nacken- und Schultermuskulatur), Schauanfälle und Blickkrämpfe.

Therapie: Dauerverabreichung von Biperidin (Akineton, Artane) oder langsame i.v. Injektion von 1 ml Biperidin.

Nebenwirkungen der Lithiumtherapie

Der Lithiumspiegel des Serums sollte zwischen 0,6—1,5 mval/Liter gehalten werden.

Kontraindikationen einer Lithiumtherapie sind Erkrankungen, die zu einer Wasser- und NaCl-Retention führen. Vor Beginn der Behandlung Kontrolle von Harnstoff und Kreatinin. Laufende Kontrolle der Lithiumkonzentration im Serum erscheint angezeigt.

Zeichen einer Überdosierung: stärkeres Zittern, Schwindelerscheinungen sowie Magen- und Darmstörungen. Sie machen eine Dosisreduzierung notwendig.

Vergiftungen mit Psychopharmaka siehe unter akute Notfälle!

Literatur

HAASE, H.-J.: Therapie mit Psychopharmaka und anderen psychotropen Medikamenten. 1969. Erhältlich über Fa. Janssen GmbH Düsseldorf.

PÖLDINGER, W.: Kompendium der Psychopharmakotherapie. Deutsche Hoffmann-La Roche A.G. Grenzach/Baden, 1967.

SCHMITT, W.: Vademecum psychopharmacologicum. Karlsruhe: G. Braun 1968.

WANDREY, D., LEUTNER, V.: Neuropsychopharmaca in Klinik und Praxis. 2. Aufl. Stuttgart: F. K. Schattauer 1967.

Zur Frage der *Keimschädigung* durch Psychopharmaka siehe:

FAVRE-TISSOT, M., BROUSSOLLE, P., ROBERT, J.-M., DUMONT, L.: Psycho-Pharmakotherapie und Teratogenese, in: Begleitwirkungen und Mißerfolge der psychiatrischen Pharmakotherapie. Hrsg. von KRANZ, H., HEINRICH, K. Stuttgart: Thieme 1964.

X. STATISTISCHES

A. Neurologische Krankheiten

Hirn- und Rückenmarkstumoren

Häufigkeit: 1 : 20 000—25 000, davon 15—20% spinale Tumoren.

Prozentuale Häufigkeit der wichtigsten Hirntumoren nach TÖNNIS und ZÜLCH (in Klammern: nach SCHEID):

Meningeome	18,1%	(9,7)
Glioblastome	13,3%	(20,0)
Oligodendrogliome	7,8%	(5,3)
Hypophysenadenome	7,0%	(4,0)
Neurinome	7,5%	(4,0)
Spongioblastome	7,1%	(2,2)
Astrocytome	7,1%	(5,3)
Ependymome	4,6%	(0,9)
Metastasen	4,1%	(24,4)
Angiome und Aneurysmen	2%	(11,0)

Herkunft cerebraler *Metastasen* nach SCHEID (in Klammern nach PAAL und BÖHLER):

Bronchial-Ca.	51,3%	(38,5)
Mamma-Ca.	8,7%	(13,4)
Hypernephrome	4,7%	(6,9)
Maligne Melanome		(6,5)
Genital-Ca. der Frau	2,9%	(2—3)
Rectum-Ca.	2,2%	
Magen-Ca.	1,8%	(6,8)
Mediastinal-Ca.	1,8%	
Prostata-Ca.	1,8%	(4,5%)
andere Carcinome	3,0%	
Primärtumor unbekannt	20,0%	(21)
Sarkome		(3,8—8,3%)
Schilddrüsen-Ca.		(1,9—2,5%)

Operationsmortalität

Meningeome 15—20%
Hypophysenadenome 7%
Neurinome 8—10%
Dauerheilung bei diesen Tumoren zu ³/₄.

Astrocytome, Oligodendrogliome und Ependymome: insgesamt 15 bis 30%, Spongioblastome und Ependymome des Kleinhirns insgesamt ca. 20%. Besserung dieser Tumoren zu ²/₃ mit Arbeitsfähigkeit über Jahre.

Sarkome und Glioblastome insgesamt 40—45%, Medulloblastome des Kleinhirns 30—40%. Rezidiv dieser Tumoren meist innerhalb eines Jahres (nach W. SCHIEFER).

Gefäßtumoren, Gefäßmißbildungen

Häufigkeit: 2—11% der Hirntumoren. 60—75% sind Aneurysmen, davon 5—10% multipel, 10—24% im Versorgungsbereich der A. vertebralis.

25—40% sind Angiome.

10—30% der spontanen Subarachnoidealblutungen bleiben ohne angiographischen Nachweis einer Gefäßmißbildung.

Prognose: Von insgesamt 603 spontanen Subarachnoidealblutungen traten Rezidivblutungen auf nach 1 Woche in 35 Fällen, nach 2 Wochen in 144, nach 3 Wochen in 162, nach 4 Wochen in 71, nach 5 Wochen in 7, nach 6 Wochen in 19, nach 7 Wochen in 7, nach 8 Wochen in 3 Fällen. 134 Fälle bekamen ihre Rezidivblutung nach mehr als 8 Wochen (nach FRENCH und BLAKE).

Rezidivblutung und Mortalität bei nicht operierten sackförmigen *Aneurysmen* und bei *Subarachnoidealblutungen* ohne Nachweis eines Aneurysmas:

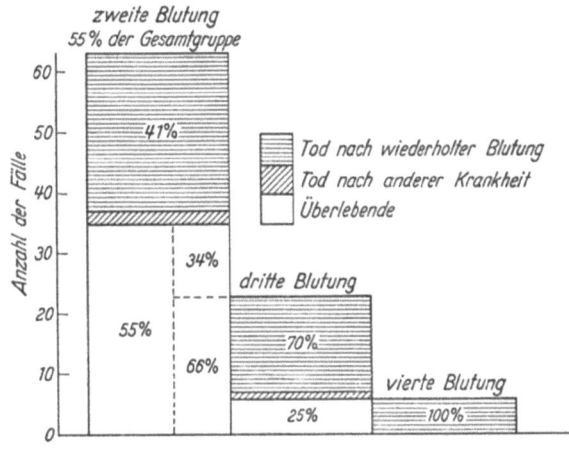

Abb. 29. Rezidivblutung und Mortalität bei nichtoperierten sackförmigen Aneurysmen (115 Fälle) (nach TAPPURA).

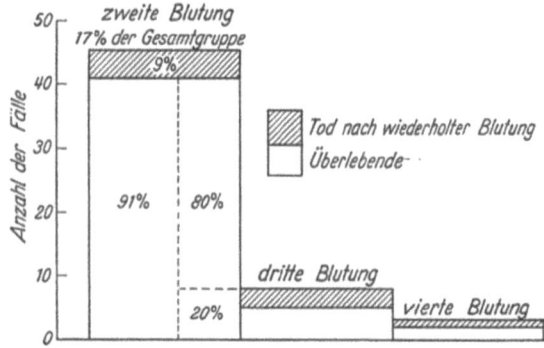

Abb. 30. Rezidivblutung und Mortalität bei Subarachnoidealblutungen ohne Nachweis eines Aneurysmas (266 Fälle) (nach TAPPURA).

Prognose operativer Behandlung:

Angiome: Operationsmortalität 10%,
Aneurysmen: Operationsmortalität 10—15%.

Komplikationsdichte bei diagnostischen Eingriffen

Eingriffe	Fälle	Letalität %	Reiz- und Ausfallerscheinungen
Suboccipitalpunktion	12 835	0,0025—0,05	2—6% schnell vorübergehende Blutbeimengung des Liquors; Meningismus; äußerst selten: Augenmuskelparese, Facialisparesen
Lumbalpunktion			Meningismus; äußerst selten: Paresen, Augenmuskellähmung; Infektion; Abbrechen der Nadel
Pneumencephalographie 1. durch zisternale oder lumbale Punktion	1 387	0,3—2,8	2,5—4,5% vereinzelte Anfälle; 3% trans. Paresen; 1,5% perm. Paresen; 5—6,5% Bewußtlosigkeit; 0,9% Stupor
2. Ventrikulographie	512	7—13	17,4% Verschlechterung des Zustandes; 2—4% Stupor; vereinzelte Anfälle; Paresen; 1% trans. Erblindung

Komplikationsdichte bei diagnostischen Eingriffen (Fortsetzung)

Eingriffe	Fälle	Letalität %	Reiz- und Ausfallerscheinungen
Angiographie	ca. 40 000	0,04—0,4	0,6—3,8% trans. Ausfallserscheinungen; perm. Ausfallserscheinungen 0,08—0,7%
bei Gefäßerkrankungen	ca. 3 000	1,9	2,1% vorübergehende Ausfallserscheinungen; 2,4% bleibende Ausfallserscheinungen
Myelographie 1. Lipiodol, Pantopaque	4 500	0,0—0,6	30% subjektive Beschwerden; Reizarachnitis, vereinzelt Dauerschaden, versehentlich i.v.-Injektionen 14 Fälle
2. Abrodil	2 761		4—7% Kollaps; 2—25% wurzelneurotisches Syndrom; 1% trans.motor. Ausfälle; 1—3% Anfälle

(nach GERLACH, zit. aus einem Manuskript von FROWEIN, SCHIEFER u. PAMPUS)

Epilepsie

Häufigkeit: Epileptische Gelegenheitskrämpfe: 3—4% der Bevölkerung, chronische Epilepsie: 4—5‰ der Bevölkerung, davon bei 45% ausschließlich große Anfälle.
Zuordnung cerebraler Anfallsleiden (nach SCHEID)

„genuine" Epilepsie	32%
symptomatische Epilepsie	20%
offenbar symptomatische Epilepsie	38%
Narkolepsie	1%
kreislaufabhängige und hypoglykämische Anfälle	2%
psychogene Anfälle	6%

Erkrankungswahrscheinlichkeit bei „genuiner" Epilepsie für Geschwister 4%, Kinder 4—6%, Neffen und Nichten 1,5%. Prognose bei optimaler Behandlung: 60—80% anfallsfrei, 20% wesentlich gebessert.

Bei Langzeitbetrachtung: 44% anfallsfrei, 20% gebessert, 25% unverändert, 11% Rückfälle nach längerer Anfallsfreiheit.

Multiple Sklerose

Häufigkeit: 3—7/10 000 Einwohner (Mitteleuropa). In der Schweiz und in Deutschland über 1‰ aller Sektionsfälle. Mittlere Lebenserwartung 20—25 Jahre, in 5% gutartiger Verlauf über 30 Jahre und länger.

Altersverteilung der Erstmanifestation (nach SCHEID, 1500 Fälle):

16—20 J.	21—30 J.	31—40 J.	41—50 J.	51—60 J.	61—80 J.
7,1%	30,2%	26,8%	24,2%	9,2%	0,6—0,07%

Häufigkeit von Spontanremissionen: Nach BRICKNER 47%, nach WELTE 40—45%, nach PUTNAM 65%, nach SCHALTENBRAND 50%. Nach KETELAER remittieren Augen- und andere Hirnnervensymptome in 80%, motorische Ausfälle und Sphincterstörungen in 25—40%.

Prognostisches Schicksal der MS-Kranken nach Krankheitsdauer in Jahren (in Klammern Prozentzahlen der voll Arbeitsfähigen)

	1—5 Jahre	6—10 Jahre	11—15 Jahre	16—20 Jahre	21 und mehr Jahre
auf	71,0% (31,6)	50,2% (22,5%)	31,8% (11,3)	35,4% (15,7)	39,5% (12,3)
auf	29,4%	38,2%	51,5%	48,5%	37,8%
	—	1,6%	16,7%	18,8%	22,7%

(nach BAUER und FIRNHABER)

Polyneuropathie und Polyneuritis

Die wichtigsten medikamentösen Ursachen einer Polyneuropathie (nach KLINGHARDT):

1. Sulfonamide
2. orale Antidiabetica
3. Tuberkulostatica
4. Nitrofurane
5. Metall oder Metalloid enth. Medikamente
6. zentralnervös dämpfende Substanzen
7. Cytostatica
8. Antibiotica
9. Insecticide

Prognose der Polyneuritiden (nach ERBSLÖH):

1. akut-entzündlich = gute Prognose
    a) symmetrische Manifestationstypen: 98% vollständige Heilung, 2% Tod an Frühkomplikationen
    b) Schwerpunktpolyneuritis: 90% vollständige Heilung, 10% lokale, kompensierte Defekte.

2. chronisch-entzündlich = schlechte Prognose.
   30% Remission mit kompensierten Defekten, 70% stationär mit dekompensierten Defekten oder progressives Tetraplegiesyndrom, Gefahr der Spätkomplikationen.

Parkinsonsche Krankheit (Paralysis agitans)

Erbgang dominant, Penetranz gering: nur bei 30% der Nachkommen manifest.

Chorea Huntington

Erbgang dominant. Häufigkeit 5—10‰. Krankheitsdauer 12—15 Jahre. Umfassende Sammlung von Huntington-Stammbäumen bei Prof. C. G. WENDT, Humangenetisches Institut, Marburg a. d. Lahn. Dort anfragen, auch bei der Bestimmung des Manifestationsalters.

Picksche Atrophie

Erbgang wahrscheinlich dominant. Krankheitsdauer im Mittel 7 Jahre (1 bis 15 Jahre).

Alzheimersche Krankheit

Familiäre Häufung, aber auch sporadisch. Krankheitsdauer im Mittel 4—5 Jahre (10—15 Jahre).

Hepatolentikuläre Degeneration

Erbgang recessiv-autosomal. Krankheitsdauer durchschnittlich wenige Jahre (5—6 Monate bis 3 bis 4 Jahrzehnte).

Leukodystrophien

Erbgang nicht bewiesen, aber meist familiäres Vorkommen.

Neurofibromatose Recklinghausen

Erbgang dominant, aber wenig penetrant. In 30% sind mehrere Familienmitglieder erkrankt. Häufigkeit 1 : 3000.

Tuberöse Sklerose

Erbgang dominant.

Systemkrankheiten des ZNS

1. Nucleäre Atrophien:
   a) Infantile spinale Muskelatrophie (WERDNIG-HOFFMANN): Erbgang autosomal-recessiv. Krankheitsdauer Monate bis wenige Jahre.

b) Hereditäre proximale neurogene Amyotrophie (KUGELBERG-WELANDER): Erbgang unregelmäßig dominant. Krankheitsdauer wechselnd, jahrelanger Stillstand.
c) Progressive spinale Muskelatrophie (DUCHENNE-ARAN): Eindeutige Erblichkeit nicht nachgewiesen. Häufigkeit 3—4 : 100 000. Krankheitsdauer mehrere Jahrzehnte.
d) Progressive spinale Muskelatrophie (VULPIAN-BERNHARD): exogen ausgelöst? Genetisch bedingt? Sehr selten.
e) Progressive Bulbärparalyse: wahrscheinlich nicht genetisch bedingt.
2. Spastische Spinalparalyse: Erblichkeit in 75% nachgewiesen, meist recessiv, aber auch dominant. Verlauf sehr langsam über 2—3 Jahrzehnte progredient.
3. Amyotrophische Lateralsklerose: Keine genetische Einheit: z. T. unregelmäßig erblich, insgesamt überwiegen sporadische Fälle. Häufigkeit 4—6 : 100 000. Regionale Unterschiede. Krankheitsdauer 7—8 Jahre (7 Monate bis 12 Jahre).
4. Neurale Muskelatrophie: Erbgang nicht einheitlich: dominant recessiv-autosomal, recessiv-x-chromosomal, auch sporadische Fälle. Krankheitsdauer: viele Jahre, Pat. oft bis in das höhere Alter arbeitsfähig.
5. Spino-ponto-cerebellare Atrophien:
   a) Friedreichsche Ataxie: Erbgang recessiv, Krankheitsdauer über 30—40 Jahre langsam progredient. Häufigkeit 1 : 10 000.
   b) Cerebellare Heredoataxie (NONNE-PIERRE MARIE): Erbgang dominant, Krankheitsdauer über Jahre bis Jahrzehnte progredient.
   c) Olivo-ponto-cerebellare Atrophie: Ätiologie unbekannt, Erblichkeit selten. Krankheitsdauer 1—4 Jahre.
   d) Lokalisierte sporadische Spätatrophie der Kleinhirnrinde: Ätiologie nicht einheitlich, meist exogene Ursachen. Krankheitsdauer 1—2 Jahrzehnte.

Myopathien

1. Progressive Muskeldystrophie: Erbgang bei den Unterformen unterschiedlich (s. u.). Häufigkeit: 1—2(—3) : 10 000.
   a) Aufsteigende gutartige Beckengürtelform (DUCHENNE): Erbgang recessiv-x-chromosomal, nur Knaben. Häufigkeit: $^1/_5$ der malignen Form (s. u.). Krankheitsdauer: bis 3. Jahrzehnt gehfähig, Tod im 4. bis 5. Jahrzehnt.
   b) Aufsteigende bösartige Beckengürtelform (DUCHENNE): Erbgang recessiv-x-chromosomal, nur Knaben. Häufigkeit 66 : 1 000 000, 279 Knaben auf 1 000 000 männl. Geburten. Krankheitsdauer rasch invalidisierend, Tod vor dem 20. bis 25. Lebensjahr.
   c) Gliedmaßengürtelform: Erbgang recessiv-autosomal, sporadisch. Häufigkeit 12 : 100 000. Krankheitsdauer: Arbeitsfähigkeit eingeschränkt, Lebenserwartung verkürzt.

d) Fazio-skapulo-humerale Form: Erbgang dominant-autosomal. Häufigkeit 2—4 : 1 000 000. Krankheitsdauer: langsam progredient, oft erhaltene Arbeitsfähigkeit.
2. Polymyositis: Ätiologie uneinheitlich. Krankheitsdauer: akute Formen besonders bei Kindern 1 Jahr, chronische Formen 5—10 Jahre.
3. Myasthenia gravis pseudoparalytica: Nicht erblich. Häufigkeit 1 : 10 000. Krankheitsdauer: 15% 2 Jahre, Spontanremissionen in ¼ der Fälle, im Durchschnitt für 4½ Jahre. In 20% Therapieresistenz.
4. Myotonie: Erbgang: alle Formen autosomal-dominant mit geringer Penetranz. Krankheitsverlauf gutartig.
5. Dystrophia myotonica (CURSCHMANN-STEINERT): Erbgang dominant. Häufigkeit 5 : 100 000. Krankheitsdauer langsam progredient. Arbeitsunfähig oft vor 40. Lebensjahr.
6. Paroxysmale Lähmungen: Erbgang autosomal-dominant mit hoher Penetranz, 5% sporadisch.
   a) Familiäre hypokaliämische Lähmung: Häufigste Form. Krankheitsverlauf: 10% Tod im Anfall, sonst Prognose gut.
   b) Normokaliämische paroxysmale Lähmung: Weit seltener als a). Krankheitsverlauf gutartig.
   c) Hyperkaliämische paroxysmale Lähmung (GAMSTORP). Krankheitsverlauf gutartig.

Syringomyelie

Wichtigster pathogenetischer Faktor der Status dysraphicus. Trotz dessen Erblichkeit nur selten gehäufte Erkrankungen in einer Sippe. ♂ : ♀ = 2:1. Verlauf langsam progredient über Jahrzehnte.

Bandscheibenvorfälle im Lumbosakralbereich

Häufigkeit der Beteiligung einzelner Wurzeln (nach SCHEID)

L 4	L 5	S 1	L 4+L 5	L 5+S 1	L 4+L 5+S 1	Cauda
5%	20%	36%	7%	18%	11%	3%

B. Psychiatrische Krankheiten

Schizophrenie

Häufigkeit: 0,6—1,8% der Gesamtbevölkerung.
  Erkrankungswahrscheinlichkeit für Geschwister 10% (bei eineiigen Zwillingen 77,6%), Eltern 5—7%, Kinder 12% (nach anderen Autoren 16%), für Enkel, Neffen, Nichten, Vettern und Basen 1—3%.

Prognose:
Heilungsquote des 1. akuten Schubes 50%.
Endgültiger Ausgang: ¼ Heilung, ½ Defekt, ¼ Demenz (nach M. BLEULER).

Endogene manisch-depressive Psychosen
Häufigkeit: 0,4—1% der Gesamtbevölkerung.

Erkrankungswahrscheinlichkeit für Eltern 3—23%, Geschwister 3—23%, eineiige Zwillingspartner über 50—100%, für Kinder eines erkrankten Elternteils 6—24%, Kinder zweier erkrankter Eltern 20—40%, für Enkel, Neffen, Nichten, Onkel, Tanten, Vettern und Basen ca. 1—4%.

Statistische Einzelheiten über Spontanverläufe bzw. Behandlungsergebnisse (vielfach widersprüchlich und unklar) siehe auch MÜLLER, M. in: Psychiatrie der Gegenwart. Bd. II; auch BLEULER, M. im: Lehrbuch der Psychiatrie. 11. Aufl. und FEUERLEIN, W.: Nervenarzt **29**, 255 (1958); für die manisch-depressiven Erkrankungen: MEYER, H.-H. in: Psychiatrie der Gegenwart. Bd. II.

Durch Chromosomen-Anomalien bedingte wichtigste Schwachsinnsformen
Mongolismus (Down-Syndrom): Häufigkeit: 1,5 : 5000 Neugeborene. Gewöhnlich kein familiär gehäuftes Auftreten.

Klinefelter-Syndrom: Häufigkeit 1 : 400—500 der männlichen Neugeborenen. ca. 2% der männlichen Hilfsschüler (nach M. BLEULER).

Durch Stoffwechselstörungen bedingte Schwachsinnsformen
Eiweißstoffwechsel: Phenylketonurie: 1 : 12 000 Geburten
    Hartnupsche Krankheit,
    Ahornsirup-Krankheit,
    Argininbrenztraubensäureschwachsinn,
    Homocystinurie.
Kohlenhydratstoffwechsel: Galaktosämie: 1 : 20 000 Geburten
    Gargoylismus (PFAUNDLER-HURLER),
    Myoclonus-Epilepsie (UNVERRICHT-LUNDBORG).
Lipoid-Stoffwechsel:
    Amaurotische Idiotie,
    Infantile Form des M. GAUCHER,

Kupfer-Stoffwechsel:
    Hepatolentikuläre Degeneration (M. WILSON).

Alkoholismus
Häufigkeit: Gesamtzahl behandlungsbedürftiger Alkoholiker wird auf 1% der Gesamtbevölkerung geschätzt.
Relation Männer : Frauen z. Z. 5 : 1.

Anteil der Alkoholiker 23,8% der Gesamtaufnahmen in psychiatrischen Krankenhäusern in Deutschland (21,5—23,8% in der Schweiz 1962—1965).

Über die Verhältnisse der *psychiatrischen Versorgung* in der Bundesrepublik Deutschland siehe: DEGKWITZ, R., und P. W. SCHULTE im „Nervenarzt" **42,** 169 (1971).

XI. BERUFSKRANKHEITEN

Jeder Arzt, der bei einem Kranken eine Berufskrankheit oder einen begründeten Verdacht hierauf feststellt, ist zur „ärztlichen Anzeige über eine Berufskrankheit" mittels grünem Fragebogen gesetzlich verpflichtet. Vordrucke erhältlich bei den örtlich zuständigen Versicherungsämtern oder bei den Berufsgenossenschaften.

Zur Zeit ist seit 1. 7. 1968 die 7. Berufskrankheiten-Verordnung (BKVO) in Kraft. Sie enthält folgende Krankheiten:

A. Durch chemische Stoffe verursachte Krankheiten

1 Schleimhautveränderungen, Krebs oder andere Neubildungen der Harnwege durch aromatische Amine
2 Erkrankungen durch Arsen oder seine Verbindungen
3 Hornhautschädigung des Auges durch Benzochinon
4 Erkrankungen durch Benzol oder seine Homologen
5 Erkrankungen durch Nitro- oder Aminoverbindungen des Benzols oder seiner Homologen oder deren Abkömmlinge
6 Erkrankungen durch Blei oder seine Verbindungen
7 Erkrankungen durch Chrom oder seine Verbindungen
8 Erkrankungen durch Fluor oder seine Verbindungen
9 Erkrankungen durch Halogenkohlenwasserstoff oder halogenierte Alkyl-, Aryl- oder Alkylaryloxide oder -sulfide
10 Erkrankungen durch Kadmium oder seine Verbindungen
11 Erkrankungen durch Kohlenoxyd
12 Erkrankungen durch Mangan oder seine Verbindungen
13 Erkrankungen durch Methanol (Methylalkohol)
14 Erkrankungen durch Phosphor oder seine Verbindungen
15 Erkrankungen durch Quecksilber oder seine Verbindungen
16 Erkrankungen durch Salpetersäureester
17 Erkrankungen der Zähne durch Säuren
18 Erkrankungen durch Schwefelkohlenstoff
19 Erkrankungen durch Schwefelwasserstoff
20 Erkrankungen durch Thallium oder seine Verbindungen
21 Erkrankungen durch Vanadium oder seine Verbindungen

B. Durch physikalische Einwirkungen verursachte Krankheiten

22 Chronische Erkrankungen der Schleimbeutel durch ständigen Druck
23 Drucklähmung der Nerven

24 Erkrankungen durch Arbeiten in Druckluft
25 Erkrankungen durch Erschütterung bei Arbeit mit Preßluftwerkzeugen oder gleichartig wirkenden Werkzeugen oder Maschinen sowie bei der Arbeit an Anklopfmaschinen
26 Lärmschwerhörigkeit und Lärmtaubheit
27 Erkrankungen durch Röntgenstrahlen, durch die Strahlen radioaktiver Stoffe oder durch andere ionisierende Strahlen
28 Grauer Star durch Wärmestrahlung

C. Durch gemischte (chemisch-physikalische) Einwirkungen verursachte Krankheiten

29 Erkrankungen der tieferen Luftwege und der Lungen durch Aluminium oder seine Verbindungen
30 Asbeststaublungenerkrankung (Asbestose)
31 Asbeststaublungenerkrankung (Asbestose) in Verbindung mit Lungenkrebs
32 Erkrankungen durch Beryllium und seine Verbindungen
33 Erkrankungen an Lungenfibrose durch Metallstaube bei der Herstellung oder Verarbeitung von Hartmetallen
34 Quarzstaublungenerkrankung (Silikose)
35 Quarzstaublungenerkrankung in Verbindung mit aktiver Lungentuberkulose (Siliko-Tuberkulose)
36 Erkrankungen der tieferen Luftwege und der Lunge durch Thomasmehl (Thomasphosphat)

D. Durch Infektionserreger oder Parasiten verursachte Krankheiten

37 Infektionskrankheiten
38 Von Tieren auf Menschen übertragbare Krankheiten
39 Wurmkrankheiten der Bergleute, verursacht durch Ankylostoma duodenale oder Anguillula intestinalis

E. Durch nicht einheitliche Einwirkungen verursachte Krankheiten

40 Augenzittern der Bergleute
41 Bronchialasthma, das zur Aufgabe der beruflichen Beschäftigung oder jeder Erwerbsarbeit gezwungen hat
42 Meniscusschäden nach mindestens 3jähriger regelmäßiger Tätigkeit unter Tage
43 Erkrankungen der Sehnenscheide oder des Sehnengleitgewebes sowie der Sehnen- oder Muskelansätze, die zur Aufgabe der beruflichen Beschäftigung oder jeder Erwerbsarbeit gezwungen haben
44 Tropenkrankheiten, Fleckfieber, Skorbut
45 Abrißbrüche der Wirbelfortsätze

F. Hauterkrankungen

46 Schwere oder wiederholt rückfällige Hauterkrankungen, die zur Aufgabe der beruflichen Beschäftigung oder jeder Erwerbsarbeit gezwungen haben

47 Hautkrebs oder zur Krebsbildung neigende Hautveränderungen durch Ruß, Rohparaffin, Teer, Anthrazen, Pech oder ähnliche Stoffe

Infektionskrankheiten (37) sind nur dann Berufskrankheiten, wenn sie in folgenden Unternehmen erworben wurden: Krankenhäuser, Heil- und Pflegeanstalten, Entbindungsheime sowie sonstige Anstalten, die Personen zur Kur und Pflege aufnehmen, ferner Einrichtungen und Tätigkeiten in der öffentlichen und freien Wohlfahrtspflege und im Gesundheitsdienst sowie Laboratorien für wissenschaftliche oder medizinische Untersuchungen und Versuche. Anerkennung auch dann möglich, wenn der Versicherte durch eine andere Tätigkeit „der Infektionsgefahr in ähnlichem Maße besonders ausgesetzt" war.

MAC (maximal allowable concentration) oder
MAK (maximale Arbeitsplatzkonzentration): Ein Begriff zur Festlegung maximaler, unterhalb einer gefährlichen Einwirkung anzusetzender Konzentrationen von schädigenden Substanzen am Arbeitsplatz.

Für die einzelnen Berufskrankheiten sind die vom Bundesarbeitsministerium herausgegebenen Merkblätter zu beachten, zusammengefaßt wiedergegeben in GÜNTHER, E., HYMMEN, R.: Unfallbegutachtung. 5. Aufl. Berlin: de Gruyter 1968. Weiterer Literaturhinweis: BAADER, E. W.: Handbuch der gesamten Arbeitsmedizin, Band II: Berufskrankheiten. München: Urban & Schwarzenberg 1961; ferner KOELSCH, F.: Die meldepflichtigen Berufskrankheiten. Stuttgart: Enke 1962.

XII. GUTACHTEN, ZEUGNISSE UND ATTESTE

Einbestellung eines Gutachtensfalls (soweit möglich ambulant) mit etwa folgendem Brief:

Sehr geehrter Herr (Frau) ...!
Die ... (hier anfordernde Stelle einsetzen) hat uns um ein Gutachten in Ihrer Unfall- (Versorgungs-, Renten- etc.) Angelegenheit gebeten. Wir bitten Sie, sich deswegen am ... um ... Uhr hier (genaue Ortsbezeichnung) zu einer ambulanten (oder zu einer etwa 3tägigen stationären) Untersuchung einzufinden. Hochachtungsvoll (Unterschrift).

Bei *Nichterscheinen* ohne Nachricht: Schriftliche Einbestellung einmal wiederholen, dann (bei Fruchtlosigkeit) die Akten an den Auftraggeber mit entsprechender Mitteilung zurücksenden.

Gutachten für *private* Personen oder deren Rechtsvertreter und auf deren Kosten möglichst vermeiden (keine Verpflichtung!), lediglich Bescheinigungen oder sachliche Berichte über erfolgte Untersuchungen oder Behandlungen ohne endgültige Beurteilung abgeben.

Schema eines Gutachtens (1½zeilig, für Gerichte mit 2 Durchschlägen, sonst nur 2fach, 1 oder 2 Durchschläge sicherheitshalber für den eigenen Gebrauch).

Name des Gutachters oder der Klinik　　　　　　　　　　Ort und Datum
Betr. Aktenzeichen
Der
　　　　　　(hier folgt Name und Ort der
　　　　　　anfordernden Stelle)
erstatten wir auf Ersuchen vom (Datum) bzw. auf Veranlassung des (Name oder Klinik des Hauptgutachters) das nachfolgende
　　　　　　nervenärztliche Gutachten
über Herrn (oder Frau) ... geb. am ..., auf Grund der Aktenkenntnis und einer ambulanten Untersuchung am ... (oder stationären Untersuchung vom ... bis ...)
(Bei Gerichten nicht „auf Ersuchen", sonders „gemäß Beweisschluß vom ...").
　　Wir sind aufgefordert, uns zu folgender Fragestellung zu äußern (es folgt die Fixierung der Fragen der anfordernden Stelle).

Aus den Akten: (folgt Auszug aller für die Beurteilung wesentlichen Daten, chronologisch geordnet. Man kann hier auch statt des besonderen Aktenauszuges schreiben: „Auf die hier vorliegenden Aktenunterlagen wird im Rahmen der abschließenden Beurteilung dieses Gutachtens eingegangen werden").

Eigene Angaben des Herrn (Frau) ...

Hier folgen nun: Familienanamnese, eigene Vorgeschichte (beruflich, sozial, gesundheitlich), Geschichte der jetzt zur Debatte stehenden Erkrankung oder des Unfalls oder des Deliktes, jetzige Beschwerden oder Störungen.

Angaben von Angehörigen oder anderen Personen:

Befund: Angaben über Allgemeinzustand, eventuelle Verletzungszeichen, internen Befund, Blutdruck, Puls. Neurologischer Befund, psychischer Befund (evtl. mit Testuntersuchungen). Laborbefunde, Röntgenbefunde usw.

Zusammenfassung und Beurteilung

Zusammenfassende Darstellung des Akteninhaltes bis zum Zeitpunkt der jetzigen Untersuchung mit Hervorhebung der augenblicklichen Fragestellung. Zusammenfassende Darstellung der Ergebnisse der jetzigen Exploration und Untersuchung. Diagnostische Quintessenz, u. U. kritische Auseinandersetzung mit Vorbefund oder Vorgutachten. Festlegung der sich daraus ergebenden Konsequenzen hinsichtlich der an den Gutachter gerichteten Fragen.

Der im Beweisbeschluß eines Gerichtes *namentlich bezeichnete Sachverständige* muß im Gutachten mindestens links mitunterzeichnen (nach eigener Mituntersuchung), z. B. Klinikleiter. Muß er sich vertreten lassen, ist vorher vom Gericht für den betreffenden Vertreter neuer Auftrag einzuholen.

Nichtberücksichtigung des Inhaltes von Krankenblättern und früheren Gutachten stellt einen wesentlichen Verfahrensmangel dar. BSG vom 11. 7. 58 — 10 RV 11/58.

Zeugnisse für Entmündigung, Pflegschaft, Prozeßfähigkeit etc.
Überschrift: Ärztliches Zeugnis zur Vorlage beim Vormundschafts-(o. ä.)-gericht.
Möglichst immer 3fach!
Das Zeugnis muß enthalten:

Genaue Personalien der betreffenden Person. Wann und wo untersucht, bzw. behandelt? Aufzählung der wesentlichen Störungszustände, festgestellt auf Grund eigener Beobachtung? oder nach Angaben welcher Personen? Diagnose und Feststellung des Grades der Einschränkung der Geschäftsfähigkeit wegen Geisteskrankheit (= stärkerer Grad) oder Geistesschwäche (= geringerer Grad der Störung, ganz unabhängig, ob eine endogene Psychose oder eine andere Diagnose vorliegt). Eventuell namentlicher Vorschlag eines Vormundes oder Pflegers. Bei Attestierung einer Pflegschaft: ist eine Verständigung (hierüber) mit dem Patienten möglich oder nicht (im Zweifel nein)?
Siehe auch unter „Rechtliches".

Rentenversicherung

Gefragt wird entweder nach der *Berufsunfähigkeit* oder der *Erwerbsunfähigkeit* oder nach beidem.

Gemäß § 1246, Absatz 2 RVO, ist ein Versicherter *berufsunfähig*, „dessen Erwerbsfähigkeit infolge von Krankheit oder anderen Gebrechen oder Schwäche seiner körperlichen oder geistigen Kräfte auf weniger als die Hälfte derjenigen eines körperlich und geistig gesunden Versicherten mit ähnlicher Ausbildung und gleichwertigen Kenntnissen und Fähigkeiten herabgesunken ist.

Der Kreis der Tätigkeit, nach dem die Erwerbsfähigkeit eines Versicherten zu beurteilen ist, umfaßt alle Tätigkeiten, die seinen Kräften und Fähigkeiten entsprechen und ihm unter Berücksichtigung der Dauer und des Umfangs seiner Ausbildung sowie seines Berufs und der besonderen Anforderungen seiner bisherigen Berufstätigkeit zugemutet werden können. Zumutbar ist eine Tätigkeit, für die der Versicherte durch Maßnahmen zur Erhaltung, Besserung oder Wiederherstellung der Erwerbsfähigkeit mit Erfolg ausgebildet oder umgeschult worden ist."

Berufsunfähigkeit durch *Neurose* siehe auch BSG-Urteil vom 21. 10. 69 — 11 RA 219/66, mitgeteilt in der Dtsch. med. Wschr. 1970, 1196.

Erwerbsunfähig ist gemäß § 1247, Absatz 2 RVO ein Versicherter, „der infolge von Krankheiten oder anderen Gebrechen oder von Schwäche seiner körperlichen oder geistigen Kräfte auf nicht absehbare Zeit eine Erwerbstätigkeit in gewisser Regelmäßigkeit nicht mehr ausüben oder nicht mehr als geringfügige Einkünfte durch Erwerbstätigkeit erzielen kann".

Rente „*auf Zeit*" bis zu 2 Jahren möglich.

Kriegsopferversorgung (KOV)

Anspruch auf Grundrente erst bei MdE durch KB von mindestens 25%.
Hirnverletzte mit bleibender organischer Schädigung bekommen eine Anerkennung als Hirnverletzte und werden besonders betreut.

Eine EM von über 50% als KB (auch im BG-Fall) bedeutet nicht unbedingt gleichzeitig Berufsunfähigkeit.

Härteausgleich (bei multipler Sklerose)

§ 1 Abs. 3 BVG (früher § 89 Abs. 2)

Zur Anerkennung einer Gesundheitsstörung als Folge einer Schädigung genügt die Wahrscheinlichkeit des ursächlichen Zusammenhangs. Wenn die zur Anerkennung einer Gesundheitsstörung als Folge einer Schädigung erforderliche Wahrscheinlichkeit nur deshalb nicht gegeben ist, weil über die Ursache des festgestellten Leidens in der medizinischen Wissenschaft Ungewißheit besteht, kann mit Zustimmung des Bundesministers für Arbeit und Sozialordnung Versorgung gewährt werden; die Zustimmung kann allgemein erteilt werden.

Krankheitenverzeichnis und Fehlertabellen der ehemaligen deutschen *Wehrmacht* in MARX, H. H.: Gutachtenfibel. Stuttgart: Thieme 1969.

Gesetzliche Unfallversicherung
Rentengewährung ab 20%/o EM.

Bundesentschädigungsgesetz (BEG)
für Opfer der nationalsozialistischen Verfolgung von 1953 (BEG-Schlußgesetz vom 14. 9. 1965, BGBl I S. 1315).
Anspruch auf Entschädigung ab 25%/o EM.
§ 4 der 2. DV-BEG: Ein *anlagebedingtes* Leiden gilt als verfolgungsbedingt — und zwar als verursacht —, wenn 25%/o aller Ursachen der erlittenen Verfolgung zugerechnet werden müssen.
§ 28 Abs. 2 und § 15 Abs. 2 BEG: Die gesetzlich verankerte Vermutung eines ursächlichen Zusammenhanges zwischen Leiden und Verfolgung gilt nur dann als widerlegt, wenn mit an Sicherheit grenzender Wahrscheinlichkeit feststeht, daß die Gesundheitsstörung auch ohne Verfolgung entstanden wäre.

Verkehrstauglichkeit (Fahrtauglichkeit)
Aufgehoben bei:
1. lokalen und allgemeinen cerebralen Zirkulationsstörungen mit manifesten neurologisch-psychiatrischen Ausfällen,
2. Hirntumoren,
3. progressiver Paralyse,
4. Tabes dorsalis und multipler Sklerose mit ataktischen Störungen,
5. Hirnverletzten mit Hirnwerkzeugstörungen und Psychosyndromen,
6. extrapyramidal-motorischen Bewegungsstörungen,
7. chronischen Intoxikationen,
8. chronischen Psychosen mit paranoid-halluzinatorischer Symptomatik,
9. abnormen Persönlichkeiten bei besonders ungünstiger Konstellation,
10. episodischen erregten oder expansiven Psychosen ohne Kontrollmöglichkeiten (siehe aber Entscheidung des BVerw.G. VII c 69/64!),
11. Epilepsie mit mehreren Anfällen jedweder Prägung (siehe SCHULTE, W.: Epilepsie und ihre Randgebiete in Klinik und Praxis. München: Lehmann 1964),
12. synkopalen oder hypoglykämischen Anfällen, häufigen Ohnmachten bei deren abruptem Auftreten und allgemeinen oder starken HV-Veränderungen im EEG. Orthostatische, Hitze- oder Hungerauslösung kann zu günstigerer Beurteilung führen.

Ausnahmen bei allen Krankheiten sind möglich, sind aber im Einzelfall eingehend zu begründen. Voraussetzung: regelmäßige Kontrollen und deren Möglichkeit.

Führerscheingabe oder -rückgabe bei *Epilepsie:*
a) mit einem einzigen Anfall oder Status nach 3 Jahren und bei normalem EEG.
b) Bei seltenen Anfällen, wenn über 3 Jahre ohne antikonvulsive Mittel sicher anfallsfrei.

c) Bei nur nächtlichen Anfällen aus dem Schlaf heraus höchstens 1—2mal im Jahr und ohne Therapie und mit normalem EEG.

Auch hier regelmäßige Kontrollen als Auflage, sowie Verpflichtung zu unaufgeforderter Meldung bei Auftreten eines Anfalls.

Bei Feststellung der Fahruntauglichkeit eines Pat. Ausfertigung einer vom Pat. zu unterschreibenden Bestätigung über die erfolgte Belehrung!

Anfragen der Verwaltungsbehörde über die Fahrtauglichkeit eines Pat. müssen bei Vorliegen der schriftlichen Entbindung von der Schweigepflicht sachgerecht und objektiv beantwortet werden.

Eine gesetzliche Verpflichtung zur Meldung des fahruntauglichen Pat. bei der Verkehrsbehörde gibt es nicht. Bei sorgfältiger Abwägung durch den Arzt wird aber eine Meldung unter Bruch der Schweigepflicht straffrei bleiben. Siehe auch Nervenarzt **38**, 64 (1967), ferner Dtsch. Med. Wschr. 1966, 41. Schließlich auch BGHZ Aktenz. VI ZR 168/67.

MdE-Tabelle für periphere Nervenschädigungen

(nach BODECHTEL, KRAUTZUN, KAZMEIER, DEMME und SCHEID)

Hirnnerven

N. oculomotorius	10—30%
N. trochlearis	10—20%
N. abducens	10—20%
N. trigeminus	0—15%
N. facialis	0—15%
N. hypoglossus	0—15%

Nerven der oberen Extremitäten

	rechts	links
N. accessorius	20%	15%
Totale Plexuslähmung	75%	60—65%
Obere Plexuslähmung	30—40%	25—30%
Untere Plexuslähmung	60—75%	50—60%
N. axillaris	30%	20%
N. thoracicus longus	20%	20%
N. musculocutaneus	25—30%	20%
N. radialis ⎫ in Abhängigkeit von	25—40%	20—30%
N. medianus ⎬ der Höhe der Läsion	35%	25—30%
N. ulnaris ⎭	25—30%	20—25%
N. medianus und N. ulnaris	60%	50%
N. medianus und N. radialis	60%	50%
N. radialis und N. ulnaris	50—60%	40—50%
N. radialis, N. medianus und N. ulnaris	70—80%	60—75%

Nerven der unteren Extremitäten

N. femoralis ⎫ in Abhängigkeit von		30—40%
N. ischiadicus ⎭ der Höhe der Läsion		40—50%

Nerven der unteren Extremitäten (Fortsetzung)

N. tibialis	25%
N. fibularis	25%
N. glutaeus	15—25%
N. cutaneus femoris lat.	10%
N. tibialis und N. fibularis	40%

Anosmie 10%, im speziellen Fall (Parfümerie-Labor, Köche, Weinhändler, Hausfrauen) bis 30%. Möglicherweise Berufsunfähigkeit.

Abstoßende Gesichtsentstellungen: 30—50%.
Einfache Gesichtsentstellung bei Frauen: 10—30%.
Über die Höhe der Entschädigung bei *Potenzverlust* siehe Münch. med. Wschr. 1970, 974.

Alkoholgutachten

Blutabnahme auf Anordnung der Polizei. Hausarzt kann ablehnen (ein anderer Arzt muß greifbar sein!). Ordnungsgemäße Beschriftung der Blutprobe. Entnahmezeit festhalten. Körpergewicht. Untersuchung laut Formulargutachten (siehe Seite 105).
Bei Fehlen von Alkoholsymptomen Urinuntersuchung auf Arzneimittelintoxikation!

Mindestabbau: Stündlicher Abfall des Blutalkoholspiegels um mindestens 0,14‰, höchster um etwa 0,2‰ (je nach Füllungsgrad von Magen und Darm, Art, Menge und Alkoholkonzentration der Getränke und vor allem von der Dauer des Alkoholgenusses).

Im *Rückrechnungsverfahren* (LUNDT, P. V., und JAHN, E.: Gutachten des Bundesgesundheitsamtes zur Frage Alkohol bei Verkehrsstraftaten. Bad Godesberg: Kirschborn 1966. Ergänzung 1967): Für die ersten 2 Std mit 0,1‰ und für spätere Stunden 0,12‰.

Keine bedeutungsvolle Beeinflussung des Alkoholstoffwechsels durch Fieber oder sonstige Leiden, auch der Leber.

Volltrunkenheit oder Vollrausch = Zurechnungsunfähigkeit, aber schuldhaftes Sichbetrinken (§ 330 a StGB s. dort): In der Regel ca. 3‰, aber entscheidend: Trunkenheitssymptomatologie und Analyse der Tat-Motivation in Beziehung zu den Erlebnisbereichen des Täters.

Bei 2‰ § 51,2 nie auszuschließen!
Eine *durchwachte Nacht* (ohne Alkohol) entspricht etwa einer Alkoholwirkung von 1‰ (PONSOLD, A.: Lehrbuch der gerichtlichen Medizin, 3. Aufl. Stuttgart: Thieme 1967).

Absolute Fahruntüchtigkeit: ab 1,3‰ (für Kraftfahrer und Kraftradfahrer): BGHSt 21,157, Beschl. v. 9. 12. 1966, ferner BGHSt 4 StR 183/68 v. 14. 3. 1969.

STÄDT. KRANKENANSTALTEN NÜRNBERG

B. Ärztlicher Untersuchungsbericht

Nicht mit Alkohol, Äther, Karbolsäure, Lysol, Sagrotan, Jodtinktur oder anderen flüchtigen organischen Flüssigkeiten desinfizieren!

Name: .... Vorname: .... geb.: ....

I. Blutentnahme:
1. Blutentnahme am .... um .... Uhr ....
2. Blutentnahme am .... um .... Uhr ....

Nicht beschriften!
(Raum für Laborvermerke)

Leichen
Todeszeit am .... um .... Uhr ....
Fäulniserscheinungen: keine — leicht — stark
Blutentnahme i. d. R. **nur** aus der freigelegten **Oberschenkelvene** mit Venüle (Röhrchen). **Nicht** aus dem Herzen, aus Wunden oder Blutlachen!

Leichenblutentnahme:
Etwa 8 ccm — aus der ....-vene
am .... um .... Uhr ....

II. Befragung:
Hat vor Blutentnahme **Narkose** stattgefunden? nein — wenn ja, wann: .... womit: ....
Transfusion - Infusion? nein — wenn ja, wann: .... wieviel: ....
Sind in den letzten 24 Stunden vor Blutentnahme **Medikamente** verabfolgt oder eingenommen worden? nein — wenn ja, welche: ....
wann: .... wieviel: .... (wenn ja, möglichst Harnprobe sichern).

Von dem jetzigen Vorfall unabhängige Krankheiten oder Leiden:
Diabetes — Epilepsie — Geisteskrankheiten — frühere Schädel-/Hirntraumen

Schriftprobe (nicht Unterschrift): ....

III. Untersuchungsbefund:
Körpergewicht: gewogen — geschätzt .... kg mit — ohne Kleidung, Körperlänge: .... cm.
Bestehende Verletzungen (auch Verdacht auf Schädeltrauma): ....

Blutverlust — Schock: ja — nein   Erbrechen: nein — wenn ja, wann: ....
Gang (geradeaus): sicher — unsicher   (plötzliche Kehrtwendung nach vorherigem Gehen): sicher — unsicher.
Drehnystagmus (den zu Untersuchenden mit offenen Augen 5mal in 10 Sek. um die Vertikalachse drehen, anhalten — Dauer des Augenzuckens beim Fixieren des vorgehaltenen Zeigefingers in Sekunden angeben): ....
Finger-F-Pr.: sicher — unsicher   Nasen-F-Pr.: sicher — unsicher
Sprache: deutlich — verwaschen — lallend
Bewußtsein: klar — benommen — Störungen der Orientierung, der Erinnerung an den Vorfall — bewußtlos
Denkablauf: geordnet — sprunghaft — perseverierend — verworren ....
Verhalten: beherrscht — redselig — distanzlos — abweisend — herausfordernd — aggressiv ....

Stimmung: unauffällig — depressiv — stumpf — gereizt
Vortäuschung von Trunkenheitssymptomen: ....

Gesamteindruck:

Der Untersuchte scheint äußerlich
nicht merkbar — leicht — deutlich — stark — sehr stark unter Alkoholeinfluß zu stehen — sinnlos betrunken zu sein.
Eindeutige Beurteilung ist nicht möglich, weil ....
Sonstige Beobachtungen des Arztes (auch nicht alkoholbedingte Auffälligkeiten): ....

IV. Versicherung des Arztes:
Die Haut wurde nur mit dem beigefügten Desinfektionsmittel desinfiziert. Die benützten Instrumente wurden — ohne Alkohol — durch Auskochen — durch trockene Hitze sterilisiert. Venüle (Röhrchen) und Protokoll sind in meiner Gegenwart mit Klebezetteln je gleichlautender Nummern versehen und beschriftet worden.

(Ort und Datum)	Stempel des Krankenhauses oder Arztes	(Unterschrift des Arztes)

PP 577 -12708- 2.68 2000

Private Unfallversicherung

Maßgebend sind die jeweiligen Vertragsbedingungen.

Bei *Auskünften* über den Pat. an dessen Unfallversicherung keine besondere Entbindung von der Schweigepflicht erforderlich.

In der *Begutachtung* handelt es sich nur um etwaige *organische* (also nicht psychogene) Unfallfolgen. Die entscheidende Frage ist die nach erwerbsmindernden *Dauerfolgen*, im allgemeinen spätestens 2 Jahre nach dem Unfall zu beantworten, möglichst, wenn auch nur annähernd, viel früher (mit dem Ziel der raschest möglichen Erledigung zur Vermeidung neurotischer Schäden). Ausnahmen: Kinderunfälle mit der Möglichkeit einer traumatischen Spätepilepsie.

Haftpflichtversicherung

Bei *Anfragen* der Versicherung über den Pat. stets zuvor die Entbindung der Schweigepflicht schriftlich geben lassen.

Hier können u. U. auch funktionelle, psychogene Störungen im Gefolge des Unfalls, selbst wenn sie nur auf den entschädigungspflichtigen Charakter des Unfalls zurückzuführen sind, von den Gerichten anerkannt werden! Aber:

„Bei Rechts- und Rentenneurosen ist die Grenze der Schadenersatzpflicht erreicht, wenn der neurotische Zustand des Geschädigten im wesentlichen durch das — wenn auch unbewußte — Streben nach Versorgung und Sicherheit oder eine starke Anklammerung an eine vorgestellte Rechtsposition zu erklären ist. Diese Haftungseinschränkung ist nicht davon abhängig, daß im Einzelfall die Feststellung getroffen werden kann, der Rentenneurotiker werde nach Aberkennung der Schadenersatzansprüche in der Lage sein, seinen Versagenszustand zu überwinden." BGH, Urteil vom 28. 9. 1965, veröffentlicht in NJW 1965, 2293.

Siehe auch: Die *Rentenneurose* in juristischer Sicht (mit Grundsatzurteilen): SCHUBERT, E. (Bundesrichter am BSG): Med. Klinik 1966, 1802 und 1841.

Schwangerschaftsunterbrechung

Literatur: DEGKWITZ, R.: Über den Einfluß der Schwangerschaft und ihres Abbruchs auf neurologische und psychische Krankheiten. Fortschr. Neur. Psychiat. 32, 105 (1964).

Neufassung des Gesetzes über die Entschädigung von Zeugen und Sachverständigen (GEZS) vom 15. 9. 1969, ab 1. 10. 1969 in Kraft

Aus § 2 (Entschädigung von Zeugen): Die Entschädigung beträgt für jede Stunde der versäumten Arbeitszeit wenigstens 1,50 DM und höchstens 8,— DM. Die letzte, bereits begonnene Stunde wird voll gerechnet.

§ 3 (Entschädigung von Sachverständigen)
(1) Sachverständige werden für ihre Leistungen entschädigt.

(2) Die Entschädigung beträgt für jede Stunde der erforderlichen Zeit höchstens 30 Deutsche Mark. Für die Bemessung des Stundensatzes sind der Grad der erforderlichen Fachkenntnisse, die Schwierigkeit der Leistung und besondere Umstände maßgebend, unter denen das Gutachten zu erarbeiten war; der danach höchste Stundensatz gilt für die gesamte erforderliche Zeit, Die letzte, bereits begonnene Stunde wird voll gerechnet; dies gilt jedoch nicht, soweit der Sachverständige für dieselbe Zeit in einer weiteren Sache zu entschädigen ist.

(3) Die nach Abs. 2 zu gewährende Entschädigung kann bis zu 50 vom Hundert überschritten werden

a) für ein Gutachten, in dem der Sachverständige sich für den Einzelfall eingehend mit der wissenschaftlichen Lehre auseinanderzusetzen hat, oder

b) nach billigem Ermessen, wenn der Sachverständige durch die Dauer oder die Häufigkeit seiner Heranziehung einen nicht zumutbaren Erwerbsverlust erleiden würde oder wenn er seine Berufseinkünfte im wesentlichen als gerichtlicher oder außergerichtlicher Sachverständiger erzielt.

Die Erhöhungen nach den Buchstaben a und b können nicht nebeneinander gewährt werden.

§ 5 Besondere Verrichtungen

Soweit ein Sachverständiger oder ein sachverständiger Zeuge Verrichtungen erbringt, die in der Anlage bezeichnet sind, richtet sich die Entschädigung nach der Anlage; daneben werden, wenn in der Anlage nichts anderes bestimmt ist, die Aufwendungen nach §§ 8, 11 ersetzt. Außerdem sind die §§ 9, 10 anzuwenden; für die zusätzlich erforderliche Zeit wird eine Entschädigung von 15 Deutsche Mark für jede Stunde gewährt.

Aus § 8 Ersatz von Aufwendungen

(1) Dem Sachverständigen werden ersetzt

1. die für die Vorbereitung und Erstattung des Gutachtens aufgewendeten Kosten einschließlich der notwendigen Aufwendungen für Hilfskräfte sowie für eine Untersuchung verbrachten Stoffe und Werkzeuge;

2. für das schriftliche Gutachten der für Schreibgebühren im Gerichtskostengesetz bestimmte Betrag;

3. für Durchschläge, die auf Erfordern gefertigt worden sind, sowie für einen Durchschlag für die Handakte des Sachverständigen 0,25 Deutsche Mark für jede Seite.

§ 9 Fahrkosten, Wegegeld

(1) Zeugen und Sachverständigen werden die notwendigen Fahrkosten ersetzt.

(2) Bei Benutzung von öffentlichen, regelmäßig verkehrenden Beförderungsmitteln werden die wirklichen Auslagen einschließlich der Kosten für die Beförderung des notwendigen Gepäcks bis zur Höhe der Tarife, bei Benutzung der Eisenbahn oder von Schiffen bis zum Fahrpreis der ersten

Wagen- oder Schiffsklasse, ersetzt. Der Ersatz der Beförderungsauslagen ist nach den persönlichen Verhältnissen des Zeugen oder Sachverständigen zu bemessen. Die Mehrkosten für zuschlagspflichtige Züge werden erstattet.
(3) Für Fußwege und bei Benutzung von anderen als in Abs. 2 genannten Beförderungsmitteln werden für jedes angefangene Kilometer des Hin- und Rückwegs 0,25 Deutsche Mark gewährt. Kann ein Hin- und Rückweg von zusammen mehr als zweihundert Kilometer mit öffentlichen, regelmäßig verkehrenden Beförderungsmitteln zurückgelegt werden, so gilt Satz 1 nur insoweit, als die Mehrkosten gegenüber der Benutzung von öffentlichen, regelmäßig verkehrenden Beförderungsmitteln durch eine Minderausgabe an Entschädigung ausgeglichen werden; jedoch ist die Entschädigung nach Satz 1 zu gewähren, wenn Fahrtkosten für nicht mehr als 200 Kilometer verlangt werden. Kann der Zeuge oder Sachverständige wegen besonderer Umstände ein öffentliches, regelmäßig verkehrendes Beförderungsmittel nicht benutzen, so werden die nachgewiesenen Mehrauslagen ersetzt, soweit sie angemessen sind.
(4) Für Reisen während der Terminsdauer werden die Fahrtkosten nur insoweit ersetzt, als dadurch Mehrbeträge an Entschädigung erspart werden, die beim Verbleiben an der Terminstelle gewährt werden müßten.
(5) Tritt der Zeuge oder Sachverständige die Reise zum Terminsort von einem anderen als dem in der Ladung bezeichneten oder der ladenden Stelle unverzüglich angezeigten Ort an oder fährt er zu einem anderen als zu diesem Ort zurück, so werden, wenn die dadurch entstandenen Gesamtkosten höher sind, höchstens die Kosten ersetzt, die für die Reise von dem in der Ladung bezeichneten oder der ladenden Stelle angezeigten Ort oder für die Rückreise zu diesem Ort zu ersetzen wären. Mehrkosten werden nach billigem Ermessen ersetzt, wenn der Zeuge oder Sachverständige zu diesen Fahrten durch besondere Umstände genötigt war.

Aus § 15 Erlöschen des Anspruchs
(1) Zeugen und Sachverständige werden nur auf Verlangen entschädigt.
(2) Verlangt der Zeuge nicht binnen drei Monaten nach Beendigung der Zuziehung Entschädigung bei dem zuständigen Gericht oder bei der zuständigen Staatsanwaltschaft, so erlischt der Anspruch.

§ 16 Gerichtliche Festsetzung
(1) Die einem Zeugen oder Sachverständigen zu gewährende Entschädigung wird durch gerichtlichen Beschluß festgesetzt, wenn der Zeuge oder Sachverständige oder die Staatskasse die richterliche Festsetzung beantragt oder das Gericht sie für angemessen hält. Zuständig ist das Gericht oder der Richter, von dem der Zeuge oder Sachverständige herangezogen worden ist. Ist der Zeuge oder Sachverständige von dem Staatsanwalt herangezogen worden, so ist das Gericht zuständig, bei dem die Staatsanwaltschaft errichtet ist. Das Gericht kann seine Festsetzung von Amts wegen ändern. Schwebt das Verfahren wegen der Hauptsache oder

wegen der Entscheidung über den für die Gerichtsgebühren maßgebenden Wert, den Kostenansatz oder die Kostenfestsetzung in der Rechtsmittelinstanz, so ist auch das Rechtsmittelgericht hierzu befugt.
(2) Gegen die richterliche Festsetzung ist die Beschwerde zulässig, wenn der Wert des Beschwerdegegenstandes fünfzig Deutsche Mark übersteigt. Beschwerdeberechtigt sind nur der Zeuge oder Sachverständige und die Staatskasse. Eine Beschwerde an einen obersten Gerichtshof des Bundes ist nicht zulässig. Die Beschwerde wird bei dem Gericht eingelegt, das die angefochtene Entscheidung erlassen hat. Das Gericht kann der Beschwerde abhelfen.
(3) Anträge, Erklärungen und Beschwerden können zu Protokoll der Geschäftsstelle gegeben oder schriftlich ohne Mitwirkung eines Rechtsanwalts eingereicht werden.
(4) Entscheidungen nach Abs. 1,2 wirken nicht zu Lasten des Kostenschuldners.

Aus der Anlage zu § 5 (besondere Verrichtungen)

Nr. 3: Der Arzt erhält für die Ausstellung des Befundscheins oder die Erteilung einer schriftlichen Auskunft ohne nähere gutachtliche Äußerung	DM 7,— bis 20,—
Bei einer außergewöhnlich umfangreichen oder zu außergewöhnlicher Zeit notwendigen Tätigkeit erhält der Arzt bis zu	DM 40,—
Nr. 4: Der Arzt erhält für das Zeugnis über einen ärztlichen Befund mit kurzer gutachtlicher Äußerung oder für ein Formbogengutachten, wenn sich die Fragen auf Vorgeschichte, Angaben und Befund beschränken und nur ein kurzes Gutachten erfordern	DM 14,— bis 28,—
Bei einer außergewöhnlich umfangreichen oder zu außergewöhnlicher Zeit notwendigen Tätigkeit erhält der Arzt bis zu	DM 60,—
Nr. 6: Für die mikroskopische, physikalische, chemische, bakteriologische, serologische Untersuchung, wenn das Untersuchungsmaterial von Menschen oder Tieren stammt, und eine kurze gutachtliche Äußerung, einschließlich des verbrauchten Materials an Farbstoffen und anderen geringwertigen Stoffen, beträgt die Entschädigung für jede Probe	DM 8,— bis 70,—
Bei außergewöhnlichen Untersuchungen beträgt die Entschädigung bis zu	DM 250,—
Nr. 7: Für die röntgenologische oder elektrophysiologische Untersuchung eines Menschen einschließlich einer kurzen gutachtlichen Äußerung beträgt die Entschädigung, auch wenn mehrere Aufnahmen erforderlich sind	DM 8,— bis 50,—

Wichtige *Gerichtsentscheidungen* zu der Neufassung des GEZS:
Zu § 3 b (Entschädigungshöhe für Sachverständigengutachten bei Berücksichtigung des Erwerbsversäumnisses): OLG Zweibrücken, Beschl. vom 17. 11. 1960 — Ws 57/69.

Zu § 3 Abs. 3 a (Entschädigungshöhe für Sachverständigengutachten bei Auseinandersetzung mit der wissenschaftlichen Lehre) OLG Zweibrücken, Beschl. vom 9. 12. 1969 — Ws 154/69: „Die in Rechtsprechung und Schrifttum verbreitete Meinung, daß die eingehende Auseinandersetzung mit der wissenschaftlichen Lehre in dem schriftlichen Gutachten geschehen müsse, ist nach der Auffassung des Senats unzutreffend. Der Sachverständige darf das die Vergütung festsetzende Gericht darüber auch nachträglich unterrichten." (NJW 1970, 530 und 531)

Zu § 3 Abs. 2 (zum Stundenhöchstsatz nach Neufassung vom 1. 10. 1969): OLG Bamberg, Beschl. vom 22. 12. 1969 — 1 W 82/69, NJW 1970, 518.

„Aus der Neufassung des Gesetzes über die Entsch. von Z. und S. folgt nicht ohne weiteres, daß ein Sachverständiger, der nach den bis zum 30. 9. 1969 geltenden Bestimmungen für seine Leistungen mit dem Stunden-Höchstsatz von 15 DM entschädigt wurde, nunmehr bei einer gleichartigen Leistung ebenfalls die Stundenhöchstentschädigung (d. h. jetzt 30 DM) beanspruchen kann." Es wird in diesem Beschluß noch einmal darauf hingewiesen, daß sich der Stundensatz nach

1. dem Grad der erforderlichen Fachkenntnisse,
2. der Schwierigkeit der Leistung und
3. nach den besonderen Umständen bei der Erarbeitung des Gutachtens bemißt.

Im allgemeinen hat der Gesetzgeber nach den Ausführungen dieses Beschlusses eine 50%ige Erhöhung der bisherigen Entschädigungssätze im Auge gehabt (das hieße also DM 22,50 statt bisher DM 15,—).

Kostenrechnungen für Gutachten
Bei Berufsgenossenschaften, Landesversicherungsanstalten oder Bundesversicherungsanstalt für Angestellte im Zweifelsfall schriftliche Klärung vor Beginn der Begutachtung!

Berechnet werden neben dem Gutachten selbst auch die speziellen Untersuchungen, z. B. elektrische Untersuchungen, EEG, Echo, Liquoruntersuchungen, Luftencephalographie u. dgl., ferner Schreibgebühren und Porto.

Beispiel einer Kostenrechnung bei Liquidation nach dem GEZS

Klinik/Praxis Ort, Datum
Name des Gutachters
  Kostenrechnung Nr.
gem. §§ 3 ff. des Gesetzes über die Entschädigung von Zeugen und Sachverständigen vom 15. 9. 1969 — GEZS
Anläßlich der Begutachtung . . . .
  Az.: . . . .
beziffert sich unsere Entschädigung wie folgt:
1. Sachverständigenentschädigung (§ 3 GEZS)
   a) Durchsicht der Akten und vorbereitende Arbeiten für die Erstattung des Gutachtens einschl. Literaturstudium
      Std zu DM = DM
   b) Erhebung der Vorgeschichte, ausführliche Exploration
      Std zu DM = DM
   c) Körperliche und psychiatrische Untersuchung — eigene Befunderhebung — Auswertung von Laborbefunden einschl.
      Std zu DM = DM
   d) Abfassung des schriftlichen Gutachtens
      Std zu DM = DM
   e) Diktat und Korrektur der Reinschrift des Gutachtens
      Std zu DM = DM
2. Besondere Verrichtungen gem. Anl. zu § 5 GEZS, Nr. 6 (soweit nicht bereits im Zeitaufwand unter Ziff. 1 c enthalten)
   . . . . = DM
3. Schreibgebühren (§ 7 Ziff. 2 u. 3 GEZS)
   Seiten Reinschrift zu —,50 DM je Seite = DM
   Seiten Durchschläge zu —,25 DM je Seite = DM
4. Besonderes
   Porto = DM

Wir bitten um Überweisung auf Konto

  Unterschrift
  (nach Marx)

XIII. RECHTLICHES

A. Arztrechtliches

Schweigepflicht und -recht

§ 300 StGB Verletzung des Berufsgeheimnisses:
(1) Wer unbefugt ein fremdes Geheimnis offenbart, das ihm in seiner Eigenschaft als
   1. Arzt, Zahnarzt, Apotheker oder Angehöriger eines anderen Heilberufs, der eine staatlich geregelte Ausbildung erfordert,
   2. ....
anvertraut worden oder bekannt geworden ist, wird mit Gefängnis bis zu 6 Monaten und mit Geldstrafe oder mit einer dieser Strafen bestraft.
(2) Den im Abs. 1 Genannten stehen ihre berufsmäßig tätigen Gehilfen und die Personen gleich, die zur Vorbereitung auf den Beruf an der berufsmäßigen Tätigkeit teilnehmen. Dasselbe gilt für denjenigen, der nach dem Tode des zur Wahrung des Geheimnisses nach Abs. 1 Verpflichteten das von dem Verstorbenen oder aus dessen Nachlaß erlangte Geheimnis unbefugt veröffentlicht.
(3) Handelt der Täter gegen Entgelt oder in der Absicht, sich oder einem Dritten einen rechtswidrigen Vermögensvorteil zu verschaffen oder jemandem einen Nachteil zuzufügen, so ist die Strafe Gefängnis. Daneben kann auf Geldstrafe erkannt werden.
(4) Die Verfolgung tritt nur auf Antrag ein.

Aber Befugnis zur Offenbarung
1. bei Einwilligung,
2. bei auftragloser Geschäftsführung (z. B. Benachrichtigung der Angehörigen von Bewußtlosen oder Geisteskranken),
3. bei gesetzlicher Anzeigepflicht, z. B. § 138 StGB mit den Einschränkungen des § 139 Abs. 2 und 3; bei ansteckenden Krankheiten nach Geschl.Kr.Ge., BSeuchG. usw.,
4. bei Abwägung widerstreitender Pflichten und Interessen. BGH, Urt. v. 8. 10. 68 (NJW 68, 2288):
   „Ein Arzt kann trotz seiner grundsätzlichen Schweigepflicht nach den Grundsätzen über die Abwägung widerstreitender Pflichten oder Interessen berechtigt sein, die Verkehrsbehörde zu benachrichtigen, wenn sein Pat. mit einem Kraftwagen am Straßenverkehr teilnimmt, obwohl er wegen seiner Erkrankung nicht mehr fähig ist, ein Kraft-

fahrzeug zu führen, ohne sich und andere zu gefährden. Voraussetzung ist jedoch, daß der Arzt vorher den Pat. auf seinen Gesundheitszustand und auf die Gefahren aufmerksam gemacht hat, die sich beim Steuern eines Kraftwagens ergeben, es sei denn, daß ein Zureden des Arztes wegen der Art der Erkrankung oder wegen der Uneinsichtigkeit des Pat. von vornherein zwecklos ist."
5. Bei Bestellung zum Sachverständigen.
6. Bei Zeugnispflicht (§ 53, Abs. 2 und 53 a StPO).

§ 53 StPO Berufsgeheimnis
I. Zur Verweigerung des Zeugnisses sind ferner berechtigt:
   1) ---------
   2) ---------
   3) Rechtsanwälte, Patentanwälte, Notare, Wirtschaftsprüfer, vereidigte Buchprüfer (vereidigte Bücherrevisoren) und Steuerberater, Ärzte, Zahnärzte, Apotheker und Hebammen,
   über das, was ihnen in dieser Eigenschaft anvertraut worden oder bekannt geworden ist;
   4) ---------
   5) ---------
   6) ---------
II. Die in Abs. I Nr. 2 und 3 Genannten dürfen das Zeugnis nicht verweigern, wenn sie von der Verpflichtung zur Verschwiegenheit entbunden sind.

§ 53 a StPO Berufshelfer
I. Den in § 53 Abs. I Nr. 1 bis 4 Genannten stehen ihre Gehilfen und die Personen gleich, die zur Vorbereitung auf den Beruf an der berufsmäßigen Tätigkeit teilnehmen. Über die Ausübung des Rechts dieser Hilfspersonen, das Zeugnis zu verweigern, entscheiden die in § 53 Abs. I Nr. 1 bis 4 Genannten, es sei denn, daß diese Entscheidung in absehbarer Zeit nicht herbeigeführt werden kann.
II. Die Entbindung von der Verpflichtung zur Verschwiegenheit (§ 53 Abs. II) gilt auch für die Hilfspersonen.

§ 383 ZPO Zeugnisverweigerung
I. Zur Verweigerung des Zeugnisses sind berechtigt
   1. ---------
   2. ---------
   3. ---------
   4. ---------
   5. Personen, denen kraft ihres Amtes, Standes oder Gewerbes Tatsachen anvertraut sind, deren Geheimhaltung durch ihre Natur oder durch gesetzliche Vorschrift geboten ist, in betreff der Tatsachen, auf welche die Verpflichtung zur Verschwiegenheit sich bezieht.
II. ---------
III. Die Vernehmung der unter Nr. 4 und 5 bezeichneten Personen ist, auch wenn das Zeugnis nicht verweigert wird, auf Tatsachen nicht zu richten,

in Ansehung welcher erhellt, daß ohne Verletzung der Verpflichtung zur Verschwiegenheit ein Zeugnis nicht abgelegt werden kann.

Bayer. LSG, Beschl. v. 6. 4. 62 (SGB 62, 440):
„1. Die Schweigepflicht eines Arztes besteht nach dem Tode des Patienten unverändert fort.
2. Verweigert der Arzt nach dem Tode des Pat. seine Aussage als sachverständiger Zeuge, so hat das Gericht nur zu prüfen, ob der Arzt durch wirksame Entbindungserklärungen oder gesetzliche Vorschrift von seiner Schweigepflicht befreit ist.
3. Die nächsten Angehörigen oder die Erben eines Verstorbenen können dessen behandelnden Arzt nicht wirksam von seiner Schweigepflicht entbinden.
4. Nach dem Tode seines Pat. hat der von seiner Schweigepflicht nicht befreite Arzt gewissenhaft abzuwägen, ob das Interesse und die Würde des Verstorbenen Schweigen gebieten oder ob demgegenüber das Interesse der Hinterbliebenen an seiner Aussage überwiegt. Führt die Interessenabwägung zu dem Ergebnis, daß die Interessen der Hinterbliebenen den Vorrang haben, dann handelt der Arzt mit seiner Aussage nicht pflichtwidrig.
5. Diese Gewissensentscheidung obliegt allein dem Arzt."

Arzt als *Zeuge* soll dem Gericht die von ihm beobachteten Tatsachen oder Zustände bekunden.

Sachverständiger Zeuge bekundet Beobachtungen, die er nur vermöge seiner besonderen Sachkunde voll erfassen konnte. Also alle Fragen nach Beurteilung, Diagnose, allgemeinen Fachproblemen verweigern und Bereitschaft erklären, hierüber nur als Sachverständiger sprechen zu können.

Ablehnung des Auftrages und der Erstattung eines gerichtlichen Gutachtens nur bei Vorliegen besonderer Gründe möglich (z. B. auch bei mangelnder Sachkunde auf dem speziellen Gebiet, meist auch bei zeitlicher Überbelastung, die eine Erledigung in absehbarer Zeit unmöglich macht).

§ 97 StPO Beschlagnahmefreie Gegenstände

(1) Der Beschlagnahme unterliegen nicht
1. Schriftliche Mitteilungen zwischen dem Beschuldigten und den Personen, die nach § 52 oder 53 Abs. I Nr. 1 bis 3 das Zeugnis verweigern dürfen;
2. Aufzeichnungen, welche die in § 53 Abs. I Nr. 1 bis 3 Genannten über die ihnen vom Beschuldigten anvertrauten Mitteilungen oder über andere Umstände gemacht haben, auf die sich das Zeugnisverweigerungsrecht erstreckt.
3. Andere Gegenstände einschließlich der ärztlichen Untersuchungsbefunde, auf die sich das Zeugnisverweigerungsrecht der in § 53 Abs. I Nr. 1 bis 3 Genannten erstreckt.

(2) Diese Beschränkungen gelten nur, wenn die Gegenstände in Gewahrsam der zur Verweigerung des Zeugnisses Berechtigten sind. Gegenstände, auf die sich das Zeugnisverweigerungsrecht der Ärzte, Zahnärzte, Apo-

theker und Hebammen erstreckt, unterliegen der Beschlagnahme auch dann nicht, wenn sie in Gewahrsam einer Krankenanstalt sind. Die Beschränkungen der Beschlagnahme gelten nicht, wenn die zur Verweigerung des Zeugnisses Berechtigten einer Teilnahme, Begünstigung oder Hehlerei verdächtig sind, oder wenn es sich um Gegenstände handelt, die durch ein Verbrechen oder Vergehen hervorgebracht oder zur Begehung eines Verbrechens oder Vergehens gebraucht oder bestimmt sind, oder die aus einer solchen Straftat herrühren.
(3) ....
(4) Die Absätze 1 bis 3 sind entsprechend anzuwenden, soweit die in § 53 a) Genannten das Zeugnis verweigern dürfen.
(5) ....

Drohende Beschlagnahme der Krankengeschichte in jedem Fall zu vermeiden suchen, am besten durch rechtzeitige Rücksprache mit der verlangenden Stelle oder deren vorgesetzter Person. Hat früherer Pat. von der Schweigepflicht entbunden oder der Beschlagnahme zugestimmt, Bereitschaft zur Erstattung eines Befundberichtes mit Beantwortung der gestellten Fragen erklären, ebenso Bereitschaft, als Sachverständiger aufzutreten.

Beschlagnahmeverbot (§ 97 StPO) auch bei Einwilligung des früheren Pat. nicht eindeutig aufgehoben, weil die Krankengeschichten vielfach auch Geheimnisse Dritter oder zwar den Pat. betreffende, diesem aber unbekannte Geheimnisse enthalten und eine Befreiung durch den Pat. insoweit wirkungslos ist (GÖPPINGER, H., NJW 1958, 241). OLG Hamburg (NJW 62, 689) anerkennt dies, wenn auch nur teilweise.

Nach § 56 StPO muß der Arzt glaubhaft machen dürfen, weshalb er zwar als Zeuge (teilweise) aussagen, seine Papiere aber dennoch nicht herausgeben wolle, da sie Dinge enthielten, von deren Existenz der Patient nichts wisse und in deren Bekanntgabe er daher auch nicht eingewilligt habe; dann muß eine Beschlagnahme unterbleiben (KOHLHAAS, M.: NJW 64, 1164).
Literatur: LENCKNER, TH. in: Arzt und Recht. Hrsg. von H. GÖPPINGER. München: Beck 1966.

Grundsätzlich sind Krankenblätter nach § 97 StPO nur beschlagnahmefrei, wenn sie sich in Gewahrsam der Ärzte oder einer Krankenanstalt befinden.

Kein Gericht und keine andere Behörde (außer Strafrichter einschließlich Staatsanwalt und ihrer Hilfspersonen nach § 97 StPO) kann den Arzt zur Herausgabe seiner Aufzeichnungen usw. zwingen! Er hat bei Einwilligung des Pat. das Recht dazu, aber nicht die Verpflichtung, auch nicht vor den Sozialgerichten.
Literatur: LENCKNER, s. o.

Die Krankengeschichten sind keine Urkunden im Sinne des § 415 ZPO und auch nicht Teile der Verwaltungsakten, sondern nach § 7 ÄO lediglich Gedächtnisstützen des Arztes, interne, private Aufzeichnungen, nur für den medizinischen Gebrauch bestimmt und in die Schweigepflicht einbezogen. [Verw.Ger. Kassel vom 28. 1. 1965 (IV, 797/64)].

§ 75 StPO Gutachterpflicht
(1) Der zum Sachverständigen Ernannte hat der Ernennung Folge zu leisten, wenn er zur Erstattung von Gutachten der erforderlichen Art öffentlich bestellt ist oder wenn er die Wissenschaft, die Kunst oder das Gewerbe, deren Kenntnis Voraussetzung der Begutachtung ist, öffentlich zum Erwerb ausübt oder wenn er zu ihrer Ausübung öffentlich bestellt oder ermächtigt ist.
(2) Zur Erstattung des Gutachtens ist auch der verpflichtet, welcher sich hierzu vor Gericht bereit erklärt hat.

§ 76 StPO Verweigerungsrecht
(1) Dieselben Gründe, die einen Zeugen berechtigen, das Zeugnis zu verweigern, berechtigen einen Sachverständigen zur Verweigerung des Gutachtens. Auch aus anderen Gründen kann ein Sachverständiger von der Verpflichtung zur Erstattung des Gutachtens entbunden werden.

§ 80 StPO Vorbereitung des Gutachtens
(1) Dem Sachverständigen kann auf sein Verlangen zur Vorbereitung des Gutachtens durch Vernehmung von Zeugen oder des Beschuldigten weitere Aufklärung verschafft werden.
(2) Zu demselben Zweck kann ihm gestattet werden, die Akten einzusehen, der Vernehmung von Zeugen oder des Beschuldigten beizuwohnen und an diese unmittelbar Fragen zu stellen.

§ 84 StPO Gebühren des Sachverständigen
Der Sachverständige hat nach Maßgabe der Gebührenordnung Anspruch auf Entschädigung für Zeitversäumnis, auf Erstattung der ihm verursachten Kosten und außerdem auf angemessene Vergütung für seine Mühewaltung.

Ärztliche Eingriff-Einwilligung-Aufklärungspflicht

§ 223 StGB Leichte Körperverletzung
(1) Wer vorsätzlich einen anderen körperlich mißhandelt oder an der Gesundheit beschädigt, wird wegen Körperverletzung mit Freiheitsstrafe bis zu 3 Jahren oder mit Geldstrafe bestraft.
(2) Ist die Handlung gegen Verwandte aufsteigender Linie begangen, so ist auf Freiheitsstrafe von 1 Monat bis zu 5 Jahren zu erkennen.

§ 226 a StGB Einwilligung
Wer eine Körperverletzung mit Einwilligung des Verletzten vornimmt, handelt nur dann rechtswidrig, wenn die Tat trotz der Einwilligung gegen die guten Sitten verstößt.
Siehe BOCKELMANN, P.: Strafrecht des Arztes, in: Lehrbuch der Gerichtlichen Medizin. Hrsg. von A. PONSOLD. 3. Aufl. Stuttgart: Thieme 1967. Dort auch BGH-Urteile.
Die Rechtfertigung jedes ärztlichen Eingriffes setzt die Einwilligung des Pat. voraus. Dieser muß die Tragweite seines Entschlusses ermessen und einen auf solche Einsicht sich stützenden positiven oder negativen Entschluß fassen können. Dabei kommt es nicht auf die Geschäftsfähigkeit im Sinne

des bürgerlichen Rechtes an, auch nicht darauf, ob der Pat. geisteskrank ist oder nicht, sondern auf den Grad der Einsichts- oder Willensfähigkeit in dieser Frage. Fehlt diese: Entmündigung oder Pflegschaft! Bei Gefahr im Verzug oder vitaler Indikation: Handeln ohne Verzug!

Rechtswirksame Einwilligung nur bei ausreichender Aufklärung über Anlaß, Umfang, Risiko, Folgen und mögliche Nebenfolgen des geplanten Eingriffs. Ausreichend, nicht unbedingt allumfassend; dies nur bei ausdrücklichem Verlangen. Maßgebend sind die Umstände des Einzelfalles (BGHZ 29, 46 (53); BGHZ Verw.R. 1961, 1039). Weitergehende Aufklärung kann sich aus ärztlichen Gründen verbieten. Pat. kann auf Aufklärung ganz verzichten. Schriftliche Einwilligung nicht notwendig, aber wünschenswert. In der psychiatrischen Klinik aus ärztlichen Gründen besser mündlicher Modus mit schriftlicher Fixierung (evtl. mit Stempel) des Aufklärungs- und Einwilligungsvorganges mit Namen des aufklärenden Arztes und der Zeugen.

```
Mündliche Einwilligung zu

.................................................
       nach entsprechender Aufklärung eingeholt.


Zeuge: ........................  Arzt: ........................

Nürnberg, den ........................
```

Bei Kindern und Jugendlichen schriftliche Einwilligung grundsätzlich beider Elternteile, bei klaren Verhältnissen notfalls auch nur eines Teils.

Aufklärung über mögliche Komplikationen nur für „typische" Gefahren (Häufigkeit über 1%) erforderlich. Bei EK-Behandlung (gleichberechtigter und im Verkehr mit den Pat. und Ärzten draußen zu gebrauchender Ausdruck: elektrische Hirndurchflutungsbehandlung) keine typischen Gefahren, kunstgerechter Eingriff vorausgesetzt. (BGH, Urteil vom 9. 12. 68; Vers.R. 59/153; ferner BGH, Urteil vom 16. 1. 59; NJW 59, 811).

Auch mnestische Störungen nach der Durchflutungsbehandlung fallen noch nicht unter „typische" Komplikationen.

Von Verwandten des Pat. unterschriebene Einverständniserklärungen sind rechtlich bedeutungslos.

Duldungspflicht von Untersuchungen

§ 81 a StPO Körperliche Untersuchung des Beschuldigten (s. a. § 372 aZPO)
(1) Eine körperliche Untersuchung des Beschuldigten darf zur Feststellung von Tatsachen angeordnet werden, die für das Verfahren von Bedeutung

sind. Zu diesem Zweck sind Entnahmen von Blutproben und andere körperliche Eingriffe, die von einem Arzt nach den Regeln der ärztlichen Kunst zu Untersuchungszwecken vorgenommen werden, ohne Einwilligung des Beschuldigten zulässig, wenn kein Nachteil für seine Gesundheit zu befürchten ist.

(2) Die Anordnung steht dem Richter, bei Gefährdung des Untersuchungserfolges durch Verzögerung auch der Staatsanwaltschaft und ihren Hilfsbeamten (§ 152 des Ger.Verf.Ges.) zu.

Aktives Mitwirken des Beschuldigten kann in keinem Fall verlangt werden.
Hierbei zulässige körperliche Eingriffe zu Untersuchungszwecken sind z. B. Liquorentnahme durch Suboccipital- oder Lumbalpunktion, derartige Eingriffe müssen aber in angemessenem Verhältnis zur Schwere der Tat stehen.

BVerf.G., Beschluß vom 10. 6. 63:
„Bei Anordnung einer Liquorentnahme nach § 81 a StPO fordert das Grundrecht der körperlichen Unversehrtheit, daß der beabsichtigte Eingriff in angemessenem Verhältnis auch zu der Schwere der Tat steht."
Nachteile für die Gesundheit des Betroffenen dürfen nicht zu befürchten sein. Anordnung und Entscheidung immer durch Gericht, Staatsanwalt und Polizei (§ 81 a StPO, Abs. 2).

Unterbringung

Art. 2 GG

(1) ....
(2) Jeder hat das Recht auf Leben und körperliche Unversehrtheit. Die Freiheit der Person ist unverletzlich. In diese Rechte darf nur auf Grund eines Gesetzes eingegriffen werden.

Art 104 GG

(1) Die Freiheit der Person kann nur auf Grund eines förmlichen Gesetzes und nur unter Beachtung der darin vorgeschriebenen Formen beschränkt werden. Festgehaltene Personen dürfen weder seelisch noch körperlich mißhandelt werden.
(2) Über die Zulässigkeit und Fortdauer einer Freiheitsentziehung hat nur der Richter zu entscheiden. Bei jeder nicht auf richterliche Anordnung beruhenden Freiheitsentziehung ist unverzüglich eine richterliche Entscheidung herbeizuführen. Die Polizei darf aus eigener Machtvollkommenheit niemanden länger als bis zum Ende des Tages nach dem Ergreifen im eigenen Gewahrsam halten. Das Nähere ist gesetzlich zu regeln.
(3) ....
(4) Von jeder richterlichen Entscheidung über die Anordnung oder Fortdauer einer Freiheitsentziehung ist unverzüglich ein Angehöriger des Festgehaltenen oder eine Person seines Vertrauens zu benachrichtigen.

Unterbringung gegen oder ohne den Willen des Betroffenen ist möglich:
I. Nach § 81 StPO Untersuchung in einer Heil- und Pflegeanstalt

(1) Zur Vorbereitung eines Gutachtens über den Geisteszustand des Beschuldigten kann das Gericht nach Anhörung eines Sachverständigen und des Verteidigers anordnen, daß der Beschuldigte in eine öffentliche Heil- oder Pflegeanstalt gebracht und dort beobachtet wird. Im vorbereitenden Verfahren entscheidet das Gericht, das für die Eröffnung der Hauptverhandlung zuständig wäre.
(2) Dem Beschuldigten, der keinen Verteidiger hat, ist ein solcher zu bestellen.
(3) Gegen den Beschluß ist sofortige Beschwerde zulässig. Sie hat aufschiebende Wirkung.
(4) Die Verwahrung in der Anstalt darf die Dauer von 6 Wochen nicht überschreiten.

BGH, Urteil v. 6. 9. 68 (NJW 68, 2267):
„Über die Befugnisse eines Sachverständigen, der auf Grund der Beobachtung in einer Heil- und Pflegeanstalt ein Gutachten über den Geisteszustand des Beschuldigten erstatten soll."

II. Nach §§ 42 a, 42 b, 42 c, 42 f StGB und 126 a StPO
§ 42 a StGB Übersicht über die Maßregeln; Verhältnismäßigkeit.
(1) Maßregeln der Sicherung und Besserung sind:
   1. die Unterbringung in einer Heil- oder Pflegeanstalt,
   2. (weggefallen),
   3. (weggefallen),
   4. die Sicherungsverwahrung,
   5. (weggefallen),
   6. die Untersagung der Berufsausübung,
   7. die Entziehung der Erlaubnis zum Führen von Kraftfahrzeugen.
(2) Eine Maßregel der Sicherung und Besserung darf nicht angeordnet werden, wenn sie zur Bedeutung der vom Täter begangenen und zu erwartenden Taten sowie zu dem Grade der von ihm ausgehenden Gefahr außer Verhältnis steht.

§ 42 b StGB Heil- oder Pflegeanstalt
(1) Hat jemand eine mit Strafe bedrohte Handlung im Zustand der Zurechnungsunfähigkeit (§ 51 Abs. 1, § 55 Abs. 1 StGB) oder der verminderten Zurechnungsfähigkeit (§ 51 Abs. 2, § 55 Abs. 2) begangen, so ordnet das Gericht seine Unterbringung in einer Heil- oder Pflegeanstalt an, wenn die öffentliche Sicherheit es erfordert. Dies gilt nicht bei Übertretungen.
(2) Bei vermindert Zurechnungsfähigen tritt die Unterbringung neben die Strafe.

§ 42 c StGB Trinkerheilanstalt
Wird jemand, der gewohnheitsmäßig im Übermaß geistige Getränke oder andere berauschende Mittel zu sich nimmt, wegen eines Verbrechens oder Vergehens, das er im Rausch begangen hat oder das mit einer solchen Gewöhnung in ursächlichem Zusammenhang steht, oder wegen Volltrunkenheit (§ 330 a StGB) zu einer Strafe verurteilt und ist seine Unterbringung in einer Trinkerheilanstalt oder einer Entziehungsanstalt erforderlich, um ihn

an ein gesetzmäßiges und geordnetes Leben zu gewöhnen, so ordnet das Gericht neben der Strafe die Unterbringung an.

§ 42 f StGB Dauer der Unterbringung
(1) Die Unterbringung in einer Trinkerheilanstalt oder einer Entziehungsanstalt darf vom Beginn der Unterbringung an nicht länger als 2 Jahre dauern. Die Dauer der Unterbringung in einer Heil- oder Pflegeanstalt und der Sicherungsverwahrung ist an keine Frist gebunden.
(2) Ist keine Höchstfrist vorgesehen oder ist die Frist noch nicht abgelaufen, so ordnet das Gericht die Entlassung des Untergebrachten an, sobald verantwortet werden kann zu erproben, ob der Untergebrachte außerhalb des Maßregelvollzugs keine mit Strafe bedrohten Handlungen mehr begehen wird.
(3) Das Gericht kann jederzeit prüfen, ob die Entlassung des Untergebrachten nach Abs. 2 anzuordnen ist. Es muß dies vor Ablauf bestimmter Fristen prüfen. Die Fristen betragen bei der Unterbringung

in einer Trinkerheilanstalt oder einer Entziehungsanstalt 6 Monate,

in einer Heil- oder Pflegeanstalt 1 Jahr,

in einer Sicherheitsverwahrung 2 Jahre.
(4) Das Gericht kann die in Abs. 3 genannten Fristen kürzen. Es kann im Rahmen der gesetzlichen Prüfungsfristen auch Fristen festsetzen, vor deren Ablauf ein Antrag auf Prüfung unzulässig ist.
(5) Die in Abs. 3 genannten Fristen laufen vom Beginn der Unterbringung an. Lehnt das Gericht die Anordnung der Entlassung ab, so beginnen die Fristen mit der Entscheidung von neuem.
(6) Ordnet das Gericht die Unterbringung in einer Trinkerheilanstalt oder in einer Entziehungsanstalt nach § 42 c an, so ist eine frühere Anordnung der gleichen Maßregel erledigt.

Diese Maßregeln der Sicherung und Besserung werden ab 1. 10. 1973 durch das „2. Ges. zur Reform des Strafrechts" (2. STrRG) vom 4. 7. 69 mit den §§ 61 bis 67 g geregelt.

§ 126 a StPO Einstweilige Unterbringung
(1) Sind dringende Gründe für die Annahme vorhanden, daß jemand eine mit Strafe bedrohte Handlung im Zustand der Zurechnungsunfähigkeit oder der verminderten Zurechnungsfähigkeit begangen hat und daß seine Unterbringung in einer Heil- und Pflegeanstalt angeordnet werden wird, so kann das Gericht durch Unterbringungsbefehl seine einstweilige Unterbringung anordnen, wenn die öffentliche Sicherheit es fordert.
(2) Für die einstweilige Unterbringung gelten die §§ 114 bis 115 a, 117 bis 119, 125 und 126 entsprechend. Hat der Unterzubringende einen gesetzlichen Vertreter, so ist der Beschluß auch diesem bekanntzugeben.
(3) Der Unterbringungsbefehl ist aufzuheben, wenn die Voraussetzungen der einstweiligen Unterbringung nicht mehr vorliegen oder wenn das Gericht im Urteil die Unterbringung in einer Heil- oder Pflegeanstalt

nicht anordnet. Durch die Einlegung eines Rechtsmittels darf die Freilassung nicht aufgehalten werden. § 120 Abs. 3 gilt entsprechend.
III. Nach dem „Gesetz über das gerichtliche Verfahren bei Freiheitsentziehung" (FEVG) vom 29. 6. 1956; betrifft nur Infektionskranke.
Unterbringung von Pat. in geschlossenen Abteilungen gegen oder ohne ihren Willen ist außerdem möglich
1. bei Bestehen einer Personensorgerechtsregelung und
2. bei Störung der öffentlichen Sicherheit und Ordnung.
Zu 1. Entmündigte oder unter Pflegschaft (s. dort) stehende Personen können auf Veranlassung oder mit Einverständnis ihres Rechtsvertreters (Vormund oder Pfleger) untergebracht werden, gegen ihren Willen aber nur mit Zustimmung des Vormundschaftsgerichtes (Amtsgerichtes). (BVerf.G., Beschluß vom 10. 2. 1960). Geschäftsfähige (s. dort) Personen, die unter Gebrechlichkeitspflegschaft stehen, dürfen nicht gegen ihren Willen untergebracht werden. (BGH, Urteil vom 28. 4. 1967).
Unterbringung durch gesetzlichen Vertreter auch zu Heilzwecken möglich (im Gegensatz zur Unterbringung nach 2.).
Zu 2. Diese Form der Unterbringung erfolgt nach Landesgesetzen, die in allen Bundesländern, allerdings in z. T. unterschiedlicher Fassung, bestehen und deren Durchführung durch zahlreiche Verordnungen, Erlasse u. ä. näher geregelt wird. Das neue, am 1. 1. 70 in Kraft getretene Nordrhein-Westfälische „Gesetz über Hilfen und Schutzmaßnahmen bei psychischen Krankheiten" muß hier besonders erwähnt werden, weil es fortschrittlich nicht nur die Unterbringung, sondern darüber hinaus auch andere rechtliche Fragen bei der Betreuung psychisch Kranker regelt.
Diese Gesetze umfassen diejenigen Personen, die wegen psychischer Erkrankungen, Alkohol- und Rauschgiftsucht selbst- oder gemeingefährlich sind und die deshalb die öffentliche Sicherheit und Ordnung gefährden. Siehe hierzu auch Beschluß des Bayer. ObLG. vom 6. 9. 63: „Die Selbstgefährlichkeit eines Geisteskranken kann darin bestehen, daß er sich der Behandlung seines Leidens widersetzt, obwohl er ohne Behandlung in nicht nur vorübergehendes Siechtum verfallen würde." *
Die erwähnten Gesetze lassen im allgemeinen ein Regel- und ein Dringlichkeitsverfahren bei der Unterbringung zu.
a) Regelverfahren (in nicht dringlichen Fällen)
Örtliche Verwaltungsbehörde beantragt beim Amtsgericht Unterbringung, auf dessen Beschluß hin kann sie erfolgen. Der *Arzt* verständigt bei diesem Verfahren also am besten zunächst das Gesundheitsamt oder den Amtsarzt, die dann das weitere (Untersuchung des Patienten und Verständigung der Verwaltungsbehörde) veranlassen werden.

---

* Siehe auch BGH-Urteil vom 22. 10. 1969 — 3 StR 118/69 (LG Mönchengladbach): Voraussetzung für die zwangsweise Verabfolgung von Beruhigungsmitteln in Nervenkrankenhäusern.

b) Dringlichkeitsverfahren

Sofortige Unterbringung durch Polizei (Feuerwehr), wenn die eingangs genannten Voraussetzungen vorliegen. Hiervon kann sich die Polizei durch eigene Feststellungen und (oder) durch ein ärztliches Zeugnis überzeugen. Entscheidung des zuständigen Amtsgerichtes bzw. dessen Benachrichtigung ist hierbei bis zum Ablauf des auf die Einweisung folgenden Tages (in Baden-Württemberg des 3. Tages nach der Einweisung) herbeizuführen (Art. 104 GG). Der *Arzt* hat hierbei also, ggf. nach Versorgung des Pat. (Injektionen dürfen auch unter Gewaltanwendung verabreicht werden), die zuständige Polizeidienststelle zu verständigen und ein ärztliches Zeugnis zu erstellen. Aus diesem sollte hervorgehen:

I. Tatsache, ggf. Art der psychischen Erkrankung,
II. Vorliegen von Selbst- oder Gemeingefahr,
III. Notwendigkeit der sofortigen Unterbringung in geschlossener Anstalt (Krankenhaus, Klinik) zur Abwendung dieser Gefahr,
IV. nähere Beschreibung des psychischen Zustands bei Eintreffen des Arztes,
V. verabreichte Medikamente mit Zeit und Applikationsform.

Hierauf kann die Polizei (durch Sanitäter, Feuerwehr) den Patienten einliefern lassen.

Nach der Aufnahme muß der *Anstalts-* bzw. *Klinikarzt* also bis zum Ablauf des auf die Aufnahme folgenden Tages das zuständige Amtsgericht benachrichtigen, das alsbald eine Entscheidung über die Fortdauer der Unterbringung, falls deren Voraussetzungen noch gegeben sind, herbeiführen soll. Entfällt, wenn der Pat. (wie meist) sein freiwilliges Verbleiben in der Anstalt oder Klinik erklärt.

Die einzelnen Ländergesetze regeln in unterschiedlicher Weise noch besondere Verfahrensfragen, so etwa

1. Behandlung des Untergebrachten gegen seinen Willen (Art. 6 Bayer. Verwahr.G., § 17 hess. Freiheitsentz.-G.).
2. Briefgeheimnis (Art. 7 Bayer. Verwahr.G., § 18 hess. Freiheitsentz.G.)
3. Richterliche Anhörung des Pat. und Zustellung von Gerichts-Beschlüssen an diesen können unterbleiben, wenn der Kranke nicht verständigungsfähig ist oder dadurch gesundheitliche Nachteile zu befürchten sind (Baden-Württemberg §§ 13, 14; Bayern Art. 4; Berlin § 7 und 8; Hessen §§ 6, 12; Rheinland-Pfalz §§ 10, 14; Schleswig-Holstein §§ 6, 11).

Die Beurlaubung eines Untergebrachten steht im Ermessen des Arztes. Der gesetzliche Vertreter kann auch die vormundschaftsgerichtliche Unterbringung jederzeit unterbrechen, aber: bei der dann (bei Entlassung) ggf. zu erwartenden Störung der öffentlichen Sicherheit und Ordnung kann der behandelnde Arzt den Pat. auch gegen den Willen des gesetzlichen Vertreters zwangsweise zurückhalten, bis das hiervon benachrichtigte Vormundschaftsgericht über die weitere Unterbringung entschieden hat.

Sterilisation und Kastration

Sterilisation: Nach BGHSt 20/81 (BGH Urteil vom 27. 10. 1964, 5 Str. 78/64, kommentiert in Dtsch. med. Wschr. 1965, 448) gibt es z. Z. keine Strafvorschrift, nach der die freiwillige Sterilisation bestraft werden kann. Allgemeiner Grundsatz: Die mit Einwilligung vorgenommene Unfruchtbarmachung kann dann als Körperverletzung bestraft werden, wenn der Eingriff gegen die guten Sitten verstößt (§ 226 a StGB). Von der Strafrechtsreform erwartet man Klärung der Frage, inwieweit und unter welchen Voraussetzungen für freiwillige Sterilisation und Kastration strafrechtlich Rechtfertigungsgründe vorgesehen sind. (Betr. Kastration, siehe unten!)

Literatur: BOCKELMANN, P. im: Lehrbuch der Gerichtl. Medizin. Hrsg. von A. PONSOLD, 3. Aufl. Stuttgart: Thieme 1967; auch als Taschenbuch: Strafrecht des Arztes. Stuttgart: Thieme 1968. Ferner: MANDT, B.: Geltendes und geplantes Strafrecht. Dtsch. Ärzteblatt 1969, 3335, 3419, 3489 (Heft Nr. 47, 48 und 49). Ferner: HANACK, G.-E. in: Arzt und Recht. Hrsg. von H. GÖPPINGER. München: Beck 1966.

Kastration: siehe „Gesetz über die freiwillige Kastration und andere Behandlungsmethoden" vom 15. 8. 1969 (BGBl. I, 1143 (1969)).

B. Zivilrechtliches

Geschäftsunfähigkeit

§ 104 BGB: Geschäftsunfähig ist:
1. wer nicht das 7. Lebensjahr vollendet hat;
2. wer sich in einem die freie Willensbestimmung ausschließenden Zustande krankhafter Störungen der Geistestätigkeit befindet, sofern nicht der Zustand seiner Natur nach ein vorübergehender ist;
3. wer wegen Geisteskrankheit entmündigt ist.

§ 106 BGB Beschränkte Geschäftsfähigkeit
Ein Minderjähriger, der das 7. Lebensjahr vollendet hat, ist nach Maßgabe der §§ 107 bis 113 in der Geschäftsfähigkeit beschränkt.

§ 114 BGB Weitere Fälle beschränkter Geschäftsfähigkeit
Wer wegen Geistesschwäche, wegen Verschwendung oder wegen Trunksucht entmündigt oder wer nach § 1906 BGB unter vorläufige Vormundschaft gestellt ist, steht in Ansehung der Geschäftsfähigkeit einem Minderjährigen gleich, der das 7. Lebensjahr vollendet hat.

Entmündigung

§ 6 BGB: Entmündigt kann werden:
1. wer infolge von Geisteskrankheit oder von Geistesschwäche seine Angelegenheiten nicht zu besorgen vermag;
2. wer durch Verschwendung sich oder seine Familie der Gefahr des Notstandes aussetzt;

3. wer infolge von Trunksucht seine Angelegenheiten nicht zu besorgen vermag oder sich oder seine Familie der Gefahr des Notstandes aussetzt oder die Sicherheit anderer gefährdet.

Die Entmündigung ist wieder aufzuheben, wenn der Grund der Entmündigung wegfällt.

Die Entmündigung erfolgt nur auf Antrag bei dem zuständigen Amtsgericht (§§ 645 und 648 ZPO).

§ 646 ZPO Antragsberechtigte
(1) Der Antrag kann von dem Ehegatten, einem Verwandten oder demjenigen gesetzlichen Vertreter des zu Entmündigenden gestellt werden, welchem die Sorge für die Person zusteht. Gegen eine Person, die unter elterlicher Gewalt oder unter Vormundschaft steht, kann der Antrag von einem Verwandten nicht gestellt werden. Gegen eine Ehefrau kann der Antrag von einem Verwandten nur gestellt werden, wenn auf Aufhebung der ehelichen Gemeinschaft erkannt ist oder wenn der Ehemann die Ehefrau verlassen hat oder wenn der Ehemann zur Stellung des Antrags dauernd außerstande oder sein Aufenthalt dauernd unbekannt ist.
(2) In allen Fällen ist auch der Staatsanwalt bei dem vorgesetzten Landgericht zur Stellung des Antrags befugt.

Aber bei Entmündigung wegen Verschwendung oder Trunksucht findet eine Mitwirkung der Staatsanwaltschaft *nicht* statt (§ 680 Abs. 4 ZPO). Laut § 680 Abs. 5 ZPO kann auch eine Gemeinde oder ein der Gemeinde gleichstehender Verband oder ein Armenverband die Entmündigung wegen Verschwendung oder Trunksucht beantragen.

Nach § 654 Abs. 3 ZPO darf die richterliche Vernehmung des zu Entmündigenden nur unterbleiben, wenn sie mit besonderen Schwierigkeiten verbunden oder nicht ohne Nachteil für den Gesundheitszustand des zu Entmündigenden ausführbar ist.

§ 1906 BGB Vorläufige Vormundschaft
Ein Volljähriger, dessen Entmündigung beantragt ist, kann unter vorläufige Vormundschaft gestellt werden, wenn das Vormundschaftsgericht es zur Abwendung einer erheblichen Gefährdung der Person oder des Vermögens des Volljährigen für erforderlich erachtet.

Vorläufige Vormundschaft braucht nicht veröffentlicht zu werden! (nach § 687 ZPO bei Entmündigung wegen Verschwendung und Trunksucht Veröffentlichung vorgeschrieben).

§ 681 ZPO Aussetzung
Ist die Entmündigung wegen Trunksucht beantragt, so kann das Gericht die Beschlußfassung über die Entmündigung aussetzen, wenn Aussicht besteht, daß der zu Entmündigende sich bessern werde.

§ 675 ZPO Wiederaufhebung
Die Wiederaufhebung der Entmündigung erfolgt auf Antrag des Entmündigten oder desjenigen gesetzlichen Vertreters des Entmündigten, dem die Sorge für die Person zusteht, oder des Staatsanwalts durch Beschluß des Amtsgerichts.

§ 1910 BGB

Gebrechlichkeitspflegschaft

(1) Ein Volljähriger, der nicht unter Vormundschaft steht, kann einen Pfleger für seine Person und sein Vermögen erhalten, wenn er infolge körperlicher Gebrechen, insbesondere weil er taub, blind oder stumm ist, seine Angelegenheiten nicht zu besorgen vermag.

(2) Vermag ein Volljähriger, der nicht unter Vormundschaft steht, infolge geistiger oder körperlicher Gebrechen einzelne seiner Angelegenheiten oder einen bestimmten Kreis seiner Angelegenheiten, insbesondere seine Vermögensangelegenheiten, nicht zu besorgen, so kann er für diese Angelegenheiten einen Pfleger erhalten.

(3) Die Pflegschaft darf nur mit Einwilligung des Gebrechlichen angeordnet werden, es sei denn, daß eine Verständigung mit ihm nicht möglich ist.

§ 52 Abs. 1 ZPO

Prozeßfähigkeit

Eine Person ist insoweit prozeßfähig, als sie sich durch Verträge verpflichten kann.

Prozeßunfähig: Der Geschäftsunfähige, also Kind unter 7 Jahren, weiter aus § 104 Abs. 2 BGB und der wegen Geisteskrankheit Entmündigte, hier *Ausnahme* für die Anfechtungsklage im eigenen Entmündigungsverfahren (§ 664 Abs. 2 ZPO) und beim Wiederaufhebungsantrag (§ 675 ZPO).

Prozeßfähig auch der angeblich Geisteskranke bei seiner Klage gegen seine Unterbringung.

Im allgemeinen prozeßunfähig der Minderjährige und der wegen Geistesschwäche, Verschwendung oder Trunksucht Entmündigte, also der *beschränkt* Geschäftsfähige. Ausnahme ist eigenes Entmündigungsverfahren, bei Ermächtigung zum Betrieb eines Erwerbsgeschäftes oder eines Arbeits- oder Dienstverhältnisses (§§ 112, 113, 114 BGB).

Auch in Ehesachen ist der beschränkt geschäftsfähige Ehegatte prozeßfähig (§ 612 ZPO).

Testamentserrichtung

§ 2064 BGB: Der Erblasser kann ein Testament nur persönlich errichten.

§ 2229 Testierfähigkeit

(1) Ein Minderjähriger kann ein Testament erst errichten, wenn er das 16. Lebensjahr vollendet hat.

(2) Der Minderjährige oder ein unter vorläufige Vormundschaft gestellter Volljähriger bedarf zur Errichtung eines Testaments nicht der Zustimmung seines gesetzlichen Vertreters.

(3) Wer entmündigt ist, kann ein Testament nicht errichten. Die Unfähigkeit tritt schon mit der Stellung des Antrags ein, auf Grund dessen die Entmündigung ausgesprochen wird.

(4) Wer wegen krankhafter Störungen der Geistestätigkeit, wegen Geistesschwäche oder wegen Bewußtseinsstörung nicht in der Lage ist, die Bedeutung einer von ihm abgegebenen Willenserklärung einzusehen und nach dieser Einsicht zu handeln, kann ein Testament nicht errichten.

§ 2230 BGB Errichtung bei Entmündigung
(1) Hat ein Entmündigter ein Testament errichtet, bevor der Entmündigungsbeschluß unanfechtbar geworden ist, so steht die Entmündigung der Gültigkeit des Testaments nicht entgegen, wenn der Entmündigte noch vor dem Eintritt der Unanfechtbarkeit stirbt.
(2) Hat ein Entmündigter nach der Stellung des Antrags auf Wiederaufhebung der Entmündigung das Testament errichtet, so steht die Entmündigung der Gültigkeit des Testaments nicht entgegen, wenn die Entmündigung auf Grund des Antrags wieder aufgehoben wird.

§ 2253 BGB Widerruf des Testaments
(1) Der Erblasser kann ein Testament sowie eine einzelne in einem Testament enthaltene Verfügung jederzeit widerrufen.
(2) Die Entmündigung des Erblassers wegen Geistesschwäche, Verschwendung oder Trunksucht steht dem Widerruf eines vor der Entmündigung errichteten Testaments nicht entgegen.
Testierfähigkeit darf nicht nach der Schwierigkeit des Testaments abgestuft werden (NJW. 49, 544; MDR 1950, 731).

Deliktfähigkeit

§ 823 BGB Schadenersatzpflicht
(1) Wer vorsätzlich oder fahrlässig das Leben, den Körper, die Gesundheit, die Freiheit, das Eigentum oder ein sonstiges Recht eines anderen widerrechtlich verletzt, ist dem anderen zum Ersatze des daraus entstehenden Schadens verpflichtet.
(2) . . . .
Deliktfähigkeit bezüglich dieser Ersatzpflicht ist also die Fähigkeit, unerlaubte Handlungen verantwortlich, d. h. schuldhaft, zu begehen.

§ 827 BGB Ausschluß und Minderung der Verantwortlichkeit
Wer im Zustand der Bewußtlosigkeit oder in einem die freie Willensbestimmung ausschließenden Zustande krankhafter Störung der Geistestätigkeit einem anderen Schaden zufügt, ist für den Schaden nicht verantwortlich. Hat er sich durch geistige Getränke oder ähnliche Mittel in einen vorübergehenden Zustand dieser Art versetzt, so ist er für einen Schaden, den er in diesem Zustande widerrechtlich verursacht, in gleicher Weise verantwortlich, wie wenn ihm Fahrlässigkeit zur Last fiele; die Verantwortlichkeit tritt nicht ein, wenn er ohne Verschulden in den Zustand geraten ist.

§ 828 BGB: Wer nicht das 7. Lebensjahr vollendet hat, ist für einen Schaden, den er einem anderen zufügt, nicht verantwortlich.
Wer das 7., aber nicht das 18. Lebensjahr vollendet hat, ist für einen Schaden, den er einem anderen zufügt, nicht verantwortlich, wenn er bei Begehung der schädigenden Handlung nicht die zur Erkenntnis der Ver-

antwortlichkeit erforderliche Einsicht hat. Das gleiche gilt von einem Taubstummen.

Die Altersstufen in der Rechtsordnung

Literatur: LÜCKEN, K.: Neue Sammlung 5, 247 (1965). Ders.: Sachverständigenaufgaben im Familien- und Jugendwohlfahrtsrecht. JB Jugendpsychiatrie und Grenzgeb. 3, 174 (1962). Hier auch auf Seite 135 PORTYKUS, G.: .... im JGG. Ferner HARBAUER, H. in: Gutachten-Fibel. 2. Aufl. Stuttgart: Thieme 1969.

Mit vollendetem 16. Lj. tritt Eides- und Testierfähigkeit ein, beim weiblichen Jugendlichen auch Ehefähigkeit. Mit vollendetem 18. Lj. fähig zur Stellung eines Strafantrages, auch Möglichkeit der Volljährigkeitserklärung. Siehe auch GARCHO, J. im A. PONSOLD-Lehrbuch der gerichtlichen Medizin. 3. Aufl. Stuttgart: Thieme 1967; ferner WEITBRECHT, H.-J.: Psychiatrie im Grundriß. 2. Aufl. Berlin-Heidelberg-New York: Springer 1968.

Selbstmord (im Versorgungswesen)

BVG vom 7. 8. 1953. Verwaltungsvorschrift Ziff. 9 zu § 1:
(1) Eine Schädigung ist nur dann absichtlich herbeigeführt, wenn sie von dem Beschädigten erstrebt war; Verschulden allein ist ohne rechtliche Bedeutung.
(2) Selbstmord und die Folgen eines Selbstmordversuches gelten nicht als absichtlich herbeigeführte Schädigung, wenn eine Beeinträchtigung der freien Willensbestimmung durch Tatbestände im Sinne des § 1 Abs. 1 oder 2 wahrscheinlich ist.

Selbstmordversuch

Jeder Selbstmordversuch ist ein Unglücksfall. Jedermann ist nach § 330 c StGB verpflichtet, das Leben des Selbstmörders — auch gegen dessen Willen — zu retten. BGH, Beschluß vom 10. 3. 1954.

Ehegesetz vom 20. 2. 1946

§ 2 Wer geschäftsunfähig ist, kann eine Ehe nicht eingehen.
§ 3 (1) Wer minderjährig oder aus anderen Gründen in der Geschäftsfähigkeit beschränkt ist, bedarf zur Eingehung einer Ehe der Einwilligung seines gesetzlichen Vertreters.
(2) ....
(3) Verweigert der gesetzliche Vertreter oder der Sorgeberechtigte die Einwilligung ohne triftige Gründe, so kann der Vormundschaftsrichter sie auf Antrag des Verlobten, der der Einwilligung bedarf, ersetzen.

Nichtigkeit

§ 18 (1) Eine Ehe ist nichtig, wenn einer der Ehegatten zur Zeit der Eheschließung geschäftsunfähig war oder sich im Zustand der Bewußtlosigkeit oder vorübergehender Störung der Geistestätigkeit befand.

(2) Die Ehe ist jedoch als von Anfang gültig anzusehen, wenn der Ehegatte nach dem Wegfall der Geschäftsunfähigkeit, der Bewußtlosigkeit oder der Störung der Geistestätigkeit zu erkennen gibt, daß er die Ehe fortsetzen will.

Aufhebung

§ 32 Irrtum über die persönlichen Eigenschaften des Ehegatten
(1) Ein Ehegatte kann Aufhebung der Ehe begehren, wenn er sich bei der Eheschließung über solche persönlichen Eigenschaften des anderen Ehegatten geirrt hat, die ihn bei Kenntnis der Sachlage und bei verständiger Würdigung des Wesens der Ehe von der Eingehung der Ehe abgehalten haben würden.
(2) Die Aufhebung ist ausgeschlossen, wenn der Ehegatte nach Entdeckung des Irrtums zu erkennen gegeben hat, daß er die Ehe fortsetzen will, oder wenn sein Verlangen nach Aufhebung der Ehe mit Rücksicht auf die bisherige Gestaltung des ehelichen Lebens der Ehegatten als sittlich nicht gerechtfertigt erscheint.

§ 33 Arglistige Täuschung
(1) Ein Ehegatte kann Aufhebung der Ehe begehren, wenn er zur Eingehung der Ehe durch arglistige Täuschung über solche Umstände bestimmt worden ist, die ihn bei Kenntnis der Sachlage und bei richtiger Würdigung des Wesens der Ehe von der Eingehung der Ehe abgehalten hätten.
(2) Die Aufhebung ist ausgeschlossen, wenn die Täuschung von einem Dritten ohne Wissen des anderen Ehegatten verübt worden ist oder wenn der Ehegatte nach Entdeckung der Täuschung zu erkennen gegeben hat, daß er die Ehe fortsetzen will.
(3) Auf Grund einer Täuschung über Vermögensverhältnisse kann die Aufhebung der Ehe nicht begehrt werden.

§ 35 Klagefrist
(1) Die Aufhebungsklage kann nur binnen eines Jahres erhoben werden.
(2) Die Frist beginnt... mit dem Zeitpunkt, in welchem der Ehegatte den Irrtum oder die Täuschung entdeckt...

Ehescheidungsgründe
§ 42 (1) Ein Ehegatte kann Scheidung begehren, wenn der andere die Ehe gebrochen hat.
(2) Er hat kein Recht auf Scheidung, wenn er dem Ehebruch zugestimmt oder ihn durch sein Verhalten absichtlich ermöglicht oder erleichtert hat.

§ 44 Auf geistiger Störung beruhendes Verhalten
Ein Ehegatte kann Scheidung begehren, wenn die Ehe infolge eines Verhaltens des anderen Ehegatten, das nicht als Eheverfehlung betrachtet werden kann, weil es auf einer geistigen Störung beruht, so tief zerrüttet ist, daß die Wiederherstellung einer dem Wesen der Ehe entsprechenden Lebensgemeinschaft nicht erwartet werden kann.

§ 45 Geisteskrankheit
Ein Ehegatte kann Scheidung begehren, wenn der andere geisteskrank ist und die Krankheit einen solchen Grad erreicht hat, daß die geistige Gemeinschaft zwischen den Ehegatten aufgehoben ist und eine Wiederherstellung dieser Gemeinschaft nicht erwartet werden kann.

§ 46 behandelt die Scheidung wegen ansteckender oder ekelerregender Krankheit.

§ 47 Vermeidung von Härten
In den Fällen der §§ 44 bis 46 darf die Ehe nicht geschieden werden, wenn das Scheidungsbegehren sittlich nicht gerechtfertigt ist. Dies ist in der Regel dann anzunehmen, wenn die Auflösung der Ehe den anderen Ehegatten außergewöhnlich hart treffen würde. Ob dies der Fall ist, richtet sich nach den Umständen, namentlich auch nach der Dauer der Ehe, dem Lebensalter der Ehegatten und dem Anlaß der Erkrankung.

Zu den §§ 44 bis 47 siehe auch zwei BGH-Urteile:
BGH-Urteil vom 7. 10. 1964 (NJW 65, 2008):
„Zur Frage der Schuld bei Eheverfehlungen, denen eine Erkrankung in Verbindung mit Alkohol- und Medikamentenmißbrauch zugrunde liegt."
BGH-Urteil vom 30. 6. 1965 (NJW 65, 2011):
„Zum Begriff der Geisteskrankheit und der Aufhebung der geistigen Gemeinschaft im Sinne des § 45 Ehe-G."

C. Strafrechtliches
(siehe auch Arztrechtliches)

Zurechnungsunfähigkeit

§ 51 StGB Zurechnungsunfähigkeit und verminderte Zurechnungsfähigkeit:
(1) Eine strafbare Handlung ist nicht vorhanden, wenn der Täter zur Zeit der Tat wegen Bewußtseinsstörung, wegen krankhafter Störung der Geistestätigkeit oder wegen Geistesschwäche unfähig ist, das Unerlaubte der Tat einzusehen oder nach dieser Einsicht zu handeln.
(2) War die Fähigkeit, das Unerlaubte der Tat einzusehen oder nach dieser Einsicht zu handeln, zur Zeit der Tat aus einem dieser Gründe erheblich vermindert, so kann die Strafe nach den Vorschriften über die Bestrafung des Versuchs gemildert werden.

Siehe hierzu auch folgende BG-Urteile:
BGH-Urteil vom 17. 4. 1958 (NJW 58, 2123):
„Eine Psychopathie, die nur aus Charaktermängeln besteht und sich in einer kriminellen Veranlagung erschöpft, ist keine Geistesschwäche oder krankhafte Störung der Geistestätigkeit."
BGH-Urteil vom 7. 6. 1966 (NJW 66, 1871):
„Ein sensitiver Querulant, der aus verletztem Selbstwertgefühl mit neurotischer Überempfindlichkeit eine vorsätzliche Straftat begeht, handelt

nicht auf Grund einer Bewußtseinsstörung oder krankhaften Störung der Geistestätigkeit."

§ 330 a StGB Rauschtaten
Wer sich vorsätzlich oder fahrlässig durch den Genuß geistiger Getränke oder durch andere berauschende Mittel in einen die Zurechnungsfähigkeit (§ 51 Abs. 1) ausschließenden Rausch versetzt, wird mit Gefängnis oder mit Geldstrafe bestraft, wenn er in diesem Zustand eine mit Strafe bedrohte Handlung begeht.

Die Strafe darf jedoch nach Art und Maß nicht schwerer sein als die für die vorsätzliche Begehung der Handlung angedrohte Strafe.

Die Verfolgung tritt nur auf Antrag ein, wenn die begangene Handlung nur auf Antrag verfolgt wird.

Unzucht

§ 174 StGB Unzucht mit Abhängigen
Mit Zuchthaus oder Gefängnis nicht unter 6 Monaten wird bestraft,
1. wer einen seiner Erziehung, Ausbildung, Aufsicht oder Betreuung anvertrauten Menschen unter 21 Jahren oder
2. wer unter Ausnutzung seiner Amtsstellung oder seiner Stellung in einer Anstalt für Kranke oder Hilfsbedürftige einen anderen zur Unzucht mißbraucht.

§ 175 StGB Unzucht zwischen Männern
(1) Mit Freiheitsstrafe bis zu 5 Jahren wird bestraft,
1. Ein Mann über 18 Jahre, der mit einem anderen Mann unter 21 Jahren Unzucht betreibt oder sich von ihm zur Unzucht mißbrauchen läßt,
2. ein Mann, der einen anderen Mann unter Mißbrauch einer durch ein Dienst-, Arbeits- oder Unterordnungsverhältnis begründeten Abhängigkeit bestimmt, mit ihm Unzucht zu treiben oder sich von ihm zur Unzucht mißbrauchen zu lassen,
3. ein Mann, der gewerbsmäßig mit Männern Unzucht treibt oder von Männern sich zur Unzucht mißbrauchen läßt oder sich dazu anbietet.
(2) In den Fällen des Abs. 1 Nr. 2 ist der Versuch strafbar.
(3) Bei einem Beteiligten, der zur Zeit der Tat noch nicht 21 Jahre alt war, kann das Gericht von Strafe absehen.

§ 176 StGB Schwere Unzucht
Mit Zuchthaus bis zu 10 Jahren wird bestraft, wer
1. ....
2. eine in einem willenlosen oder bewußtlosen Zustand befindliche oder eine geisteskranke Frauensperson zum außerehelichen Beischlaf mißbraucht,
....

Jugendgerichtsgesetz vom 4. 8. 1953

§ 1 Persönlicher und sachlicher Anwendungsbereich
(1) Dieses Gesetz gilt, wenn ein Jugendlicher oder ein Heranwachsender eine Verfehlung begeht, die nach den allgemeinen Vorschriften mit Strafe bedroht ist.
(2) Jugendlicher ist, wer zur Zeit der Tat 14, aber noch nicht 18, Heranwachsender, wer zur Zeit der Tat 18, aber noch nicht 21 Jahre alt ist.
(3) Strafrechtlich ist nicht verantwortlich, wer zur Zeit der Tat noch nicht 14 Jahre alt ist.

§ 3
Ein Jugendlicher ist strafrechtlich verantwortlich, wenn er zur Zeit der Tat nach seiner sittlichen und geistigen Entwicklung reif genug ist, das Unrecht der Tat einzusehen und nach dieser Einsicht zu handeln. Zur Erziehung eines Jugendlichen, der mangels Reife strafrechtlich nicht verantwortlich ist, kann der Richter dieselben Maßnahmen anordnen wie der Vormundschaftsrichter.

§ 105 Abs. 1
Begeht ein Heranwachsender eine Verfehlung, die nach den allgemeinen Vorschriften mit Strafe bedroht ist, so wendet der Richter die für einen Jugendlichen geltenden Vorschriften der §§ 4 bis 32 an, wenn
1. die Gesamtwürdigung der Persönlichkeit des Täters bei Berücksichtigung auch der Umweltbedingungen ergibt, daß er zur Zeit der Tat nach seiner sittlichen und geistigen Entwicklung noch einem Jugendlichen gleichstand, oder
2. es sich nach der Art, den Umständen oder den Beweggründen der Tat um eine Jugendverfehlung handelt.

Anhang

Einige *Grundsatzentscheidungen* zur *Kostenfrage* bei psychiatrischen Erkrankungen

Halbierungserlaß

Bundessozialgericht, Urteil vom 10. 2. 1965 — 3 RK 39/62, abgedruckt in „Zentralblatt für Sozialversicherung, Sozialhilfe und Versorgung", 1965, Seite 91:

„Der sogenannte Halbierungserlaß (über die Kostenteilung zwischen den Krankenkassen und den Sozialhilfeträgern für die Unterbringung von Versicherten in Heil- und Pflegeanstalten — Landeskrankenhäusern) gilt nicht für die auf ärztliche Anordnung beruhende Aufnahme eines Geisteskranken in ein allgemeines Krankenhaus oder in eine Psychiatrische und Nervenklinik zur ärztlichen Behandlung."

Trunksucht als Krankheit im Sinne der RVO

Bundessozialgericht, Urteil vom 18. 6. 1968 — 3 RK 63/66 — abgedruckt in „Die Ortskrankenkasse" 1968, 736:

„1. Trunksucht ist auch dann als Krankheit im versicherungsrechtlichen Sinne anzusehen, wenn eine organische Gesundheitsstörung noch nicht eingetreten ist.

2. Hat die ambulante Behandlung der Trunksucht keinen Erfolg, so ist die Krankenkasse zur Gewährung von Krankenhauspflege verpflichtet.

3. Die Leistungspflicht der Krankenkasse entfällt nicht deshalb, weil auch Gründe der öffentlichen Sicherheit und Ordnung für die Unterbringung in einem Landeskrankenhaus maßgeblich gewesen sind."

Siehe hierzu auch Bundessozialgericht, Urteil vom 22. 11. 1968 — 3 RK 20/66, abgedruckt in „Die Ortskrankenkasse", 1968, 800.

Seelische Störungen als Krankheit

Bundessozialgericht, Urteil vom 1. 7. 1964 (NJW 64, 2223):

„Seelische Störungen (neurotische Hemmungen), die der Versicherte — auch bei zumutbarer Willensanspannung — aus eigener Kraft nicht überwinden kann, sind eine Krankheit im Sinne des § 23 Abs. 2 AVG (§ 1246 Abs. 2 RVO)."

Todeszeitbestimmung

Klassische Todeszeichen: Fehlende Atmung und fehlende Herztätigkeit sowie die sekundären Erscheinungen der Abkühlung, Muskelstarre und der Totenflecke.

Unter den Methoden einer modernen Reanimation (Herzmassage, künstliche Beatmung) hängt bei zeitlich begrenztem desintegriertem Fortbestand peripherer Organfunktionen der Todeszeitpunkt in Zweifelsfällen vom Organtod des Gehirns ab (= irreversibler Funktionsverlust des Gehirns). Gehirntod schon vor dem Aussetzen der Herzaktion bewiesen bei gleichzeitig vorliegender

1. Bewußtlosigkeit mit völligem Reaktionsverlust,

2. fehlender Spontanatmung,

3. beiderseitiger Mydriasis und fehlender Lichtreaktion,

4. isoelektrischer Linie im EEG (= Null-Linien-EEG) über 12 Stunden oder (bei Null-Linien-EEG)

5. angiographisch nachgewiesenem Kreislaufstillstand auch nach 30 min.

Siehe Definition der Kommission für Reanimation und Organtransplantation der Deutschen Gesellschaft für Chirurgie: Chirurg **39**, 196 (1968).

Auch nach Eintreten und Feststellung des Hirntodes können an Rumpf und Extremitäten noch einzelne Reflexe auslösbar sein (Lit. bei BRONISCH, F. W.: Nervenarzt **40**, 592 (1969).

Literaturhinweise

Unterbringungsverfahren
a) international
Internationale Unterbringungsgesetze (Int. Dig. Hlth. Leg. 6, 1 (1955)).
b) Österreich
WEISS, E. M.: Das Anhaltungsverfahren nach der Entmündigungs-Ordnung. Wien: Manz'sche Verlags- und Universitätsbuchhandlung 1969.
c) Bundesrepublik Deutschland
SAAGE, E.: Freiheitsentziehungsverfahren. München und Berlin: C. H. Becksche Verlagsbuchhandlung 1958.
BAUMANN, J.: Unterbringungsrecht. Tübingen: J. C. B. Mohr (P. Siebeck) 1966.

Forensische Psychiatrie in Österreich und der Schweiz
REISNER, H.: Forensische Psychiatrie in Österreich. In: E. BLEULER, Lehrbuch der Psychiatrie. Berlin-Heidelberg-New York: Springer 1969. Seite 611.
Forensische Psychiatrie in der Schweiz, in: BLEULER, E.: Lehrbuch der Psychiatrie. 11. Aufl. umgearb. von M. BLEULER. Berlin-Heidelberg-New York: Springer 1969.
DUKOR, B.: Forensische Psychiatrie für Gutachter. Bulletin des Eidg. Gesundheitsamtes. Nr. B — 4, 1953.
RUSSEK, R.: Das ärztliche Berufsgeheimnis. Bern u. Stuttgart: Huber 1954.
HINDERLING, H.: „Persönlichkeit und subjektives Recht." „Die ärztliche Aufklärungspflicht." Heft 66 der Basler Studien zur Rechtswissenschaft. Basel: Helbing und Lichtenhahn 1963.
BUCHER, G.: „Die Ausübung der Persönlichkeitsrechte", insbesondere die Persönlichkeitsrechte des Patienten als Schranken der ärztlichen Tätigkeit. Zürich: Juris Verlag 1956.
Grundsatz-Urteile und -Entscheidungen zu erfahren auch über die NJW-Leitsatzkartei, 6 Frankfurt/Main, Beethovenstr. 55.

XIV. INSTANZEN UND INSTITUTIONEN

Folgende *Instanzen* sind mit dem psychisch Erkrankten in den verschiedenen Bereichen befaßt:

Medizinisch-ärztlich:

Hausarzt — Nervenarzt — Klinik — Landeskrankenhaus, Gesundheitsamt, Außenfürsorge

rechtlich, private und öffentliche Sicherheit:

Gesundheitsamt — Amt für öffentliche Ordnung — Verwahrungs- und Vormundschaftsgericht — Staatsanwalt — Polizei — Gesetzgeber

Familienbereich:

Familie — Hausarzt — Nervenarzt — Klinik — Landeskrankenhaus — Sozialarbeiterin des Krankenhauses — Ehe- und Familienberatung — Erziehungsberatung — Seelsorger

Arbeits- und Berufsbereich:

Die ärztlichen Stellen — Sozialarbeiterin — Arbeitgeber-Werksarzt — Personalrat — Arbeitsamt — Berufsberater — Betriebspsychologe — Rehabilitationszentrum — öffentliche und private Fürsorge — Rentenversicherung

Bundessozialhilfegesetz (BSHG) vom 30. 6. 1961 (Neufassung vom 18. 9. 1969). Auszug:

§ 1 Inhalt und Aufgabe der Sozialhilfe

(1) Die Sozialhilfe umfaßt Hilfe zum Lebensunterhalt und Hilfe in besonderen Lebenslagen.

(2) Aufgabe der Sozialhilfe ist es, dem Empfänger der Hilfe die Führung eines Lebens zu ermöglichen, das der Würde des Menschen entspricht. Die Hilfe soll ihn soweit wie möglich befähigen, unabhängig von ihr zu leben; hierbei muß er nach seinen Kräften mitwirken.

§ 2 Nachrang der Sozialhilfe

(1) Sozialhilfe erhält nicht, wer sich selbst helfen kann oder wer die erforderliche Hilfe von anderen, besonders von Angehörigen oder von Trägern anderer Sozialleistungen, erhält.

(2) Verpflichtungen anderer, besonders unterhaltspflichtiger oder der Träger anderer Sozialleistungen, werden durch dieses Gesetz nicht berührt. Auf Rechtsvorschriften beruhende Leistungen anderer, auf die jedoch kein Anspruch besteht, dürfen nicht deshalb versagt werden, weil nach diesem Gesetz entsprechende Leistungen vorgesehen sind.

§ 39 Personenkreis und Aufgabe

(1) Eingliederungshilfe ist zu gewähren
1. Körperbehinderten oder von einer Körperbehinderung bedrohten Personen,
2. Blinden, von Blindheit bedrohten oder nicht nur vorübergehend wesentlich sehbehinderten Personen,
3. Personen, die durch eine Beeinträchtigung der Hörfähigkeit nicht nur vorübergehend wesentlich behindert oder von einer solchen Behinderung bedroht sind,
4. Personen, die durch eine Beeinträchtigung der Sprachfähigkeit nicht nur vorübergehend wesentlich behindert oder von einer solchen Behinderung bedroht sind,
5. Personen, die seelisch wesentlich behindert sind.

Körperbehinderte im Sinne des Abs. 1 Nr. 1 sind Personen, die in ihrer Bewegungsfähigkeit durch eine Beeinträchtigung ihres Stütz- oder Bewegungssystems nicht nur vorübergehend wesentlich behindert sind oder bei denen wesentliche Spaltbildungen des Gesichtes oder des Rumpfes bestehen.

(2) Anderen Personen mit einer körperlichen, geistigen oder seelischen Behinderung kann Eingliederungshilfe gewährt werden.

(3) Aufgabe der Eingliederungshilfe ist es, eine drohende Behinderung zu verhüten oder eine vorhandene Behinderung oder deren Folgen zu beseitigen oder zu mildern und dabei dem Behinderten die Teilnahme am Leben in der Gemeinschaft zu ermöglichen oder zu erleichtern. Hierzu gehört vor allem, dem Behinderten die Ausübung eines angemessenen Berufs oder einer sonstigen angemessenen Tätigkeit zu ermöglichen oder ihn wenigstens unabhängig von Pflege zu machen.

§ 100 Sachliche Zuständigkeit des überörtlichen Trägers

(1) Der überörtliche Träger der Sozialhilfe ist sachlich zuständig
1. für die Hilfe in besonderen Lebenslagen, für die in § 39 Abs. 1 genannten Personen, für Geisteskranke, Personen mit einer sonstigen geistigen oder seelischen Behinderung oder Störung, Epileptiker und Suchtkranke, wenn es wegen der Behinderung oder des Leidens dieser Personen in Verbindung mit den Besonderheiten des Einzelfalles erforderlich ist, die Hilfe in einer Anstalt, einem Heim oder einer gleichartigen Einrichtung oder in einer Einrichtung zur teilstationären Betreuung zu gewähren; dies gilt nicht, wenn die Hilfegewährung in der Einrichtung überwiegend aus anderem Grund erforderlich ist,
2. für die Versorgung Behinderter mit Körperersatzstücken, größeren orthopädischen und größeren anderen Hilfsmitteln im Sinne des § 81 Abs. 1 Nr. 3,
3. für die Tuberkulosehilfe,
4. für die Blindenhilfe nach § 67,
5. für die Hilfe für Gefährdete, wenn die Gefährdung den Aufenthalt in einer Anstalt, einem Heim oder einer gleichartigen Einrichtung erfordert,

6. für die Hilfe zum Lebensunterhalt oder in besonderen Lebenslagen in einer Anstalt, einem Heim oder einer gleichartigen Einrichtung, wenn die Hilfe dazu bestimmt ist, nicht Seßhafte seßhaft zu machen,
7. für die Hilfe zum Besuch einer Hochschule im Rahmen der Ausbildungshilfe oder der Eingliederungshilfe für Behinderte.
(2) In den Fällen des Abs. 1 Nr. 1, 3, 5 und 6 erstreckt sich die Zuständigkeit des überörtlichen Trägers auf alle Leistungen an den Hilfeempfänger, für welche die Voraussetzungen nach diesem Gesetz gleichzeitig vorliegen, sowie auf die Hilfe nach § 15.

Therapeutische Institutionen

Für die *Bundesrepublik Deutschland* informiert fast vollständig das

Gesamtverzeichnis der Einrichtungen auf dem Gebiet der Psychiatrie, Kinder- und Jugendpsychiatrie, Neurologie, Neurochirurgie, Psychotherapie, Psychosomatik, Psychohygiene, Heilpädagogik, Geriatrie. Verfaßt und redigiert von Prof. Dr. CASPAR KULENKAMPFF, Düsseldorf, und Dr. EVEMARIE SIEBECKE-GIESE, Offenbach. Lose-Blatt-Sammlung, 2 Plastikordner, 789 S., DM 61,— (Vorzugspreis für Mitglieder DM 32,50). Eigenverlag des Deutschen Vereins für öffentliche und private Fürsorge, Frankfurt/Main 1969.

Die Auslieferung an Nichtmitglieder erfolgt durch die C. Grotesche Verlagsbuchhandlung Köln und Berlin, 5213 Spich Bz. Köln.

Für die *Schweiz* informiert:

Schweizerisches Medizinisches Jahrbuch 1970, hrsg. unter Mitwirkung des Generalsekretariats der Schweizerischen Ärzteorganisation. Basel: Schwabe & Co.

Das Deutsche Sammelverzeichnis enthält in Teil I ein Verzeichnis der Einrichtungen nach ihrer Kreiszugehörigkeit, in Teil II nach ihrem Ortssitz, im Teil III der Einrichtungen nach ihrem Sachgebiet. Enthalten sind stationäre und ambulante psychiatrische, neurologische und neurochirurgische Einrichtungen, ferner psychosomatische und psychotherapeutische Kliniken, Sanatorien und Institute sowie psychohygienische und heilpädagogische Einrichtungen, private oder öffentliche Fürsorgestellen und Fürsorgedienste und Einrichtungen für Alte.

Ergänzungen

Deutsche Sektion der Internationalen Liga gegen *Epilepsie*, Geschäftsstelle jetzt in 7642 Kork, Krs. Kehl/Baden-Württ.), Korker Anstalten (Prof. MATTHES). Dort erhältlich ein Sammelverzeichnis der Einrichtungen zur Betreuung und Förderung von Anfallskranken.

Für *Alkoholiker und Suchtkranke* weitere Sondereinrichtungen (soweit nicht im „Gesamtverzeichnis" genannt):

5202 Zissendorf üb. Siegburg, Post Stoßdorf, Bahnstation Hennef/Sieg, Tel.: 02242/2326: kath. Frauenheilstätte Kurheim St. Mechthild

614 Bensheim, Tel.: 06251/2751: Kurhaus Schloß Falkenhof (für alkoholkranke Männer)
78 Freiburg i. Br., Oberlinden 3, Tel. 31584: Heilstätte Ettenheimmünster
8 München, Mariahilf-Platz 12/III r.: Heilstätte Weihersmühle (für junge Alkoholkranke)
3051 Bad Rehburg, Tel. 333: Abteilung des Niedersächsischen Landeskrankenhauses (Wunstorf)

Altenheim-Adreßbuch (für Bundesrepublik Deutschland und Berlin West), Hannover: Curt R. Vincantz-Verlag 1968.

Für *Sprachgestörte:*
Statistische Angaben über Einrichtungen des Sprachheilwesens in der Bundesrepublik Deutschland und Berlin West mit Anhang Mitteldeutschland (DDR), Österreich und Schweiz nach dem Stand vom 1. 10. 1963, zusammengestellt von JOACHIM WICHMANN, hrsg. von der Arbeitsgemeinschaft für Sprachheilpädagogik in Deutschland. Zu beziehen durch die Schriftleitung in Hamburg-Altona, Bernstorffstraße 147.

Für *Hirnverletzte:*
Neurologische Spezialsanatorien für die Rehabilitation, kostenlose Broschüre bei der Bundesgeschäftsstelle des Bundes hirnverletzter Kriegs- und Arbeitsopfer, 53 Bonn, Postfach 565.

Für *Querschnittsgelähmte:*
Behandlungsmöglichkeiten für Querschnittsgelähmte in der Bundesrepublik Deutschland von F.-W. MEINECKE, Deutsches Ärzteblatt 1970. S. 413 und 506 (Heft 6 und 7).

Spastikerzentren:
In der DDR und in Österreich (nach Mitteilung des Verbandes Deutscher Vereine zur Förderung und Betreuung spastisch gelähmter Kinder e. V., 4 Düsseldorf, Kirchfeldstraße 149):
DDR:
X 521 Arnstadt-Thüringen, Marienstift
X 8019 Dresden: Medizinische Akademie „Carl Gustav Carus"
X 1054 Berlin, Wilhelm-Pieck-Straße 96, Direktor der Sonderschuleinrichtung der Charité
X 50 Erfurt, Goethestraße 149
X 402 Halle/Saale, Friesenstraße 34: Herr ERICH TISCHER
Österreich:
A 6020 Innsbruck, Anichstraße 35: Universitäts-Kinderklinik
Wien XVIII: Österreichische Arbeitsgemeinschaft für die Rehabilitation
Wien XIII: Versorgungsheimplatz 1: Kinderabteilung der Stadt Wien in Lainz

Für *Vergiftungsfälle* in der Bundesrepublik:
Informationsstellen, Aufstellung in der Roten Liste auf der letzten Seite.

Spezielle Vereinigungen, Gesellschaften und Ligen *

1. Deutsche Gesellschaft für Psychiatrie und Nervenheilkunde
2. Deutsche Gesellschaft für Neurologie
3. Allgemeine Ärztliche Gesellschaft für Psychotherapie
4. Deutsche Gesellschaft für Neurochirurgie
5. Vereinigung Deutscher Neuropathologen und Neuroanatomen
6. Deutsche Vereinigung für Jugendpsychiatrie
7. Deutsche Gesellschaft für Sexualforschung
8. Deutsche Sektion der Internationalen Liga gegen Epilepsie, Geschäftsstelle 7642 Kork, Krs. Kehl/Baden-Württ., Korker Anstalten
9. Arbeitsgemeinschaft für Hirntraumafragen und klinische Hirnpathologie
10. Deutsche Gesellschaft für Neuroradiologie
11. Berufsverband Deutscher Nervenärzte, 5 Köln, Richard-Wagner-Straße 1
12. Deutsche EEG-Gesellschaft
13. Deutsche Multiple Sklerose Gesellschaft e. V., 6 Frankfurt/Main, Kaiserstraße 61. Hier sind auch die Anschriften der Zweigstellen und der Landesgruppen zu erfragen.
14. Aktionsausschuß zur Verbesserung der Hilfe für psychisch Kranke, 6 Frankfurt/Main, Beethovenstraße 61
15. Verband Deutscher Vereine zur Förderung und Betreuung spastisch gelähmter Kinder e. V., 4 Düsseldorf, Kirchfeldstraße 149
16. Bundesvereinigung Lebenshilfe für das geistig behinderte Kind e. V., 355 Marburg/Lahn, Barfüßertor 25
17. Deutsche Hauptstelle gegen die Suchtgefahren, 47 Hamm, Bahnhofstraße 2. Hier auch Anschriften aller angeschlossenen Verbände.
18. Anonyme Alkoholiker Deutschland, 823 Bad Reichenhall, Postfach 480

Weitere Vereinigungen siehe im „Gesamtverzeichnis" der Einrichtungen auf dem Gebiet der Psychiatrie usw. (siehe unter „Therapeutische Institutionen").

---

* Gesellschaften mit wechselndem Vorsitz ohne Anschriften.

XV. HINWEISE AUF DIE PSYCHIATRISCH-NEUROLOGISCHE LITERATUR

Neuropathologie

Peters, G.: Klinische Neuropathologie. 2. völlig neubearb. Aufl. Stuttgart: Thieme 1970.

Handbücher

Bumke, O., Foerster, O.: Handbuch der Neurologie, 16 Bände u. 2 Ergänzungsbände. Berlin-Heidelberg-New York: Springer 1935.
Handbuch der inneren Medizin, begr. v. L. Mohr und R. Staehelin, hrsg. von H. Schwiegk, V. Bd.: Neurologie. 4. Aufl. in 3 Teilen. Berlin-Heidelberg-New York: 1953.
Bumke, O. (Hrsg.): Handbuch der Geisteskrankheiten. Berlin-Heidelberg-New York: Springer. 11 Bde. u. 1 Ergänzungsband. (Vergriffen.)
Gruhle, H. W., Jung, R., Mayer-Gross, W., Müller, M.: Psychiatrie der Gegenwart. Berlin-Göttingen-Heidelberg: Springer 1961. I. Band: Grundlagen und Methoden in 2 Teilen 1964 und 1967, II. Band: Klinische Psychiatrie 1960, III. Band: Soziale und angewandte Psychiatrie 1961.
Jahrbuch für Jugendpsychiatrie und ihre Grenzgebiete. Hrsg. von W. Villinger u. H. Stutte. Bisher 7 Bde. 1956—1969. Bern-Stuttgart-Wien: Huber.
Handbuch der Neurosenlehre und Psychotherapie. Hrsg. von V. E. Frankl, E. v. Gebsattel u. H. J. Schultz. 5 Bde. München-Wien-Berlin: Urban & Schwarzenberg.
Handbuch der Neurochirurgie. Hrsg. von H. Olivecrona und W. Tönnis. 7 Bde. Berlin-Heidelberg-New York: Springer.
Handbuch der medizinischen Radiologie. Hrsg. von L. Diethelm, O. Olsson, F. Strnad, H. Viethen, A. Zuppinger. VII. Bd.: Röntgendiagnostik des Schädels. Berlin-Heidelberg-New York: Springer 1963.
Becker, P. E. (Hrsg.): Humangenetik. Ein kurzes Handbuch in 5 Bänden. Bd. V/2: Psychiatrische Krankheiten. Stuttgart: G. Thieme 1968.

Lehrbücher der Psychiatrie und Übersichten

Baeyer, W. v.: Die moderne psychiatrische Schockbehandlung. Stuttgart: Thieme 1951.
Bash, K. W.: Lehrbuch der allgemeinen Psychopathologie. Stuttgart: Thieme 1955.

BLEULER, E.: Lehrbuch der Psychiatrie, 11. umgearb. Aufl. von M. BLEULER. Berlin-Heidelberg-New York: Springer 1969.
BRÄUTIGAM, W.: Reaktionen, Neurosen, Psychopathien. Ein Grundriß der kleinen Psychiatrie, 2. Aufl. Stuttgart: Thieme 1969.
BRONISCH, F. W.: Die psychischen Störungen des älteren Menschen. Stuttgart: Enke 1962.
DELAY, J., PICHOT, P.: Medizinische Psychologie. Ein Kompendium. Übersetzt u. bearb. von W. BÖCHER, 2. Aufl. Stuttgart: Thieme 1968.
JASPERS, K.: Allgemeine Psychopathologie, 8. Aufl. Berlin-Heidelberg-New York: Springer 1965.
KALINOWSKY, L. B., HIPPIUS, H.: Pharmacological convulsive and others somatic treatments in Psychiatry, 2. Aufl. New York: Grune & Stratton 1969.
KOLLE, K.: Psychiatrie. Ein Lehrbuch für Studierende und Ärzte, 6. neubearb. Aufl. Stuttgart: Thieme 1967.
KRETSCHMER, E.: Medizinische Psychologie, hrsg. von W. KRETSCHMER, 13. bearb. u. erg. Aufl. Stuttgart: Thieme 1970.
LANGELÜDDEKE, A.: Gerichtliche Psychiatrie. 3. Aufl. Berlin: de Gruyter 1971.
LANGEN, D.: Psychodiagnostik-Psychotherapie. Stuttgart: Thieme 1967.
MÜLLER, CH.: Alterspsychiatrie. Stuttgart: Thieme 1967.
MÜLLER, M.: Prognose und Therapie der Geisteskrankheiten, 2. Aufl. Stuttgart: Thieme 1949.
SCHNEIDER, K.: Klinische Psychopathologie. 9. Aufl. Stuttgart: Thieme 1971.
SPOERRI, TH.: Kompendium der Psychiatrie, 6. Aufl. Basel-München-New York: S. Karger 1970.
STERN, E. (Hrsg.): Die Tests in der klinischen Psychologie, II. Zürich: Rascher 1955.
STROTZKA, H.: Einführung in die Sozialpsychiatrie. Rowohlt 1965.
WEITBRECHT, H. J.: Psychiatrie, ein Grundriß. Berlin-Göttingen-Heidelberg: Springer 1963.
WIECK, H. H.: Lehrbuch der Psychiatrie. Stuttgart-New York: Schattauer 1967.
WIESENHÜTTER, E. (Hrsg.): Einführung in die Neurosenlehre. Stuttgart: Hippokrates 1969.
ZÜBLIN, W.: Das schwierige Kind. 2. überarb. Aufl. Stuttgart: Thieme 1969.

Lehrbücher der Neurologie und Psychiatrie

EWALD, G.: Neurologie und Psychiatrie. Ein Lehrbuch für Studierende und Ärzte, 5. Aufl. München-Berlin-Wien: Urban & Schwarzenberg 1964.
KIENLE, G.: Notfalltherapie neurologischer und psychiatrischer Erkrankungen. 2. neubearb. u. erw. Aufl. Stuttgart: Thieme 1968.
KLOOS, G.: Grundriß der Psychiatrie und Neurologie. 7. Aufl. Müller und Steinicke 1966.

MÜLLER-HEGEMANN, D.: Neurologie und Psychiatrie. Lehrbuch für Studierende und Ärzte. Berlin (Ost): Volk und Gesundheit 1966.
SCHEID, W., GIBBELS, E.: Therapie in der Neurologie und Psychiatrie. Stuttgart: Thieme 1969.

Lehrbücher der Neurologie

BÄRTSCHI-ROCHAIX, W.: Einführung in die neurologische Diagnostik. München-Basel: Reinhart 1952.
BING, R.: Kompendium der topischen Gehirn- und Rückenmarksdiagnostik, 13. Aufl. Basel: Schwabe & Co. 1948.
BIRKMAYER, W.: Anstaltsneurologie. Berlin-Heidelberg-New York: Springer 1965.
BODECHTEL, G.: Differentialdiagnose neurologischer Krankheitsbilder, 3. Aufl. Stuttgart: Thieme 1970.
BRONISCH, F. W.: Kleines Lehrbuch der Reflexe, 3. Aufl. Stuttgart: Enke 1967.
JANZEN, R.: Elemente der Neurologie auf der Grundlage von Physiologie und Klinik. Berlin-Heidelberg-New York: Springer 1969.
KYRIELEIS, W.: Augensymptome bei Nervenkrankheiten. Berlin: W. de Gruyter 1954.
LAUBENTHAL, F., SCHLIACK, H.: Leitfaden der Neurologie, 8. überarb. Aufl. Stuttgart: Thieme 1967.
MUMENTHALER, M.: Neurologie. 3. Aufl. Stuttgart: Thieme 1970.
PAINE, R. S., OPPÉ, TH.: Die neurologische Untersuchung von Kindern. Übersetzt von H. G. LENARD. Stuttgart: Thieme 1970.
POECK, K.: Einführung in die klinische Neurologie. Berlin: Springer 1966.
SCHALTENBRAND, G.: Allgemeine Neurologie. Stuttgart: Thieme 1969.
SCHALTENBRAND, G.: Spezielle neurologische Untersuchungsmethoden. Stuttgart: Thieme 1968.
SCHEID, W.: Lehrbuch der Neurologie, 3. Aufl. Stuttgart: Thieme 1968.
WARTENBERG, R.: Neurologische Untersuchungsmethoden in der Sprechstunde. Übersetzt u. hrsg. von H. KÖBCKE. 3. Aufl. Stuttgart: Thieme 1958.
WARTENBERG, R.: Die Untersuchung der Reflexe. Übersetzt u. hrsg. von H. KÖBCKE. I. unveränd. Nachdruck. Stuttgart: Thieme 1959.

Monographien

Sammlung psychiatrischer und neurologischer Einzeldarstellungen im Thieme-Verlag.
Monographien aus dem Gesamtgebiet der Neurologie u. Psychiatrie. Springer Berlin-Heidelberg-New York.
BAEYER, W. v., HÄFNER, H., KISKER, K. P.: Psychiatrie der Verfolgten. Berlin-Heidelberg-New York: Springer 1964.
JANZ, D.: Die Epilepsien. Spezielle Pathologie und Therapie. Stuttgart: Thieme 1968.

MATTHES, A.: Epilepsie-Fibel (96 S.). Stuttgart: Thieme 1969.
DUBITSCHER, F.: Der Suicid unter besonderer Berücksichtigung versorgungsärztlicher Gesichtspunkte. Stuttgart: Thieme 1957.
RINGEL, E. (Hrsg.): Selbstmordverhütung. Bern-Stuttgart-Wien: Huber 1969.
THOMAS, K.: Handbuch der Selbstmordverhütung. Stuttgart: Enke 1964.
SCHULTZ, J.: Das autogene Training. 13. bearb. u. erg. Aufl. Stuttgart: Thieme 1970.
— Übungsheft für das autogene Training. 14. verb. Aufl. Stuttgart: Thieme 1969.
BRAUN, W., DÖNHARDT, A.: Vergiftungsregister. Stuttgart: Thieme 1970.
MOESCHLIN, S.: Klinik und Therapie der Vergiftungen. 3. neubearb. u. erw. Aufl. Stuttgart: Thieme 1959.
WAGNER, H.: Rauschgift-Drogen. VII, 142 S. Berlin-Heidelberg-New York: Springer 1969.
LENZ, W.: Medizinische Genetik. 2. neubearb. Aufl. Stuttgart: Thieme 1970.
BODECHTEL, G., KRAUTZUN, K., KAZMEIER, F.: Grundriß der traumatischen peripheren Nervenschädigungen, 2. Aufl. Stuttgart: Thieme 1951.
BROCHER, J. E. W.: Die Occipito-Cervical-Gegend. Stuttgart: Thieme 1955.
GRIST, ROSS, BELL, STOTT: Diagnostische Methoden in der klinischen Virologie. Übersetzt v. DOSTAL. Stuttgart: Thieme 1969.
HANSEN, K., SCHLIACK, H.: Schema der segmentalen Hautinnervationen. Dermatome. Stuttgart: Thieme 1968.
REICHARDT, M.: Einführung in die Unfall- und Rentenbegutachtung. 4. Aufl., neu hrsg. von G. E. STÖRRING u. W. SCHELLWORTH. Stuttgart: Fischer 1958.
TÖNNIS, W., SCHIEFER, W.: Zirkulationsstörungen des Gehirns im Serienangiogramm. Berlin-Göttingen-Heidelberg 1959.

Neuroradiologie, Elektrencephalographie und Elektromyographie

DECKER, K. (Hrsg.): Klinische Neuroradiologie. Stuttgart: Thieme 1960.
DECKER, K., BACKMUND, H.: Pädiatrische Neuroradiologie. Stuttgart: Thieme 1970.
FISCHGOLD, H., DREYFUS-BRISAC, C.: Das Elektroencephalogramm. Übers. von J. KUGLER. Stuttgart: Thieme 1968.
KRAYENBÜHL, H., YASARGIL, M. G.: Die zerebrale Angiographie, 2. Aufl. Stuttgart: Thieme 1965.
KUGLER, J.: Elektroencephalographie in Klinik und Praxis, 2. Aufl. Stuttgart: Thieme 1966.
KAUTZKY, R., ZÜLCH, K. J.: Neurologisch-neurochirurgische Röntgendiagnostik. Berlin-Heidelberg-New York: Springer 1955.
LOEPP, W., LORENZ, R.: Röntgendiagnostik des Schädels, 2. neubearb. Aufl. Stuttgart: Thieme 1970.
PIA, H. W., GELETNEKY, C.-L.: Echoencephalographie. Stuttgart: Thieme 1968.

SCHIERSMANN, O.: Einführung in die Encephalographie (Pneumenzephalographie), 2. Aufl. 1952 (vergriffen).
STEINBRECHER, W.: Elektromyographie in Klinik und Praxis. Stuttgart: Thieme 1965.
YASARGIL, M. G.: Die Vertebralisangiographie. Berlin-Heidelberg-New York: Springer 1962.

Allgemeines

ARNS, W., JOCHHEIM, K. A., REMSCHMIDT, H.: Neurologie und Psychiatrie für Krankenschwestern und Krankenpfleger. Stuttgart: Thieme 1970.
SCHMIED, F.: Lehrbuch der Psychiatrie und Neurologie für das Pflegepersonal. 2., völlig umgearb. Aufl. von H. GROSS und E. KALTENBÄCK. Wien: Maudrich 1966.
PANSE, F.: Das psychiatrische Krankenhauswesen. Stuttgart: Thieme 1964.
FEDERHEN, L.: Der Arzt des Öffentlichen Gesundheitsdienstes. Das grüne Gehirn. Stuttgart: Thieme 1967.
HARINGER, C., LEICKERT, K. H.: Wörterbuch der Psychiatrie und ihrer Grenzgebiete. Stuttgart u. New York: Schattauer 1968.
VEILLON/NOBEL: Medizinisches Wörterbuch. Dictionnaire médicale, medical dictionary, 5. Aufl. Bern-Stuttgart-Wien: Huber 1969.
DIETRICH, H.: Psychiatrie in Stichworten. Stuttgart: Enke 1969.
KOLLE, K. (Hrsg.): Große Nervenärzte in 3 Bänden. 2. Aufl. Stuttgart: Thieme.
MEYER, H.-H. (Hrsg.): Seelische Störungen. Abnormes und krankhaftes Verhalten des Menschen in der modernen Gesellschaft. Frankfurt a. M.: Umschau 1969.
Bäderverzeichnis: Deutscher Bäder-Kalender, hrsg. vom Dtsch. Bäderverband e. V., Bonn. Flöttmann Gütersloh 1969.

Gesamtverzeichnis der Einrichtungen auf dem Gebiet der Psychiatrie, Kinder- und Jugendpsychiatrie, Neurologie, Neurochirurgie, Psychotherapie, Psychosomatik, Psychohygiene, Heilpädagogik, Geriatrie. Verfaßt und redigiert von C. KULENKAMPFF und E. SIEBECKE-GIESE. Eigenverlag des Deutschen Vereins für öffentliche und private Fürsorge, Frankfurt a. M., Beethovenstraße 61. Die Auslieferung an Nichtmitglieder des Deutschen Vereins erfolgt durch die C. Grotesche Verlagsbuchhandlung Köln und Berlin, 5213 Spich, Bez. Köln.

Weitere Fachliteratur siehe auch unter den einzelnen Abschnitten.

Deutschsprachige Fachzeitschriften für Neurologie und Psychiatrie

Acta paedopsychiat. (Basel)
Acta psychother. (Basel)
Arch. Psychiat. Nervenkr.
Arch. Psychol. (Geneva)

Brain Behav. Evolut.
Confin. neurol. (Basel)
Confin. psychiat. (Basel)
Dtsch. Z. Nervenheilk.
EEG-EMG Zeitschrift für Elektrencephalographie und Elektromyographie
Exp. Brain Res.
Fortschr. Neurol. Psychiat.
Int. Pharmacopsychiat.
Jb. Psychol. Psychother.
J. neuro-visc. Relat.
Nervenarzt
Neurochirurgia (Stuttg.)
Neuroendrocrinology
Pharmakopsychiat. Neuropsychopharmakol.
Prax. Kinderpsychol.
Prax. Psychother.
Psyche (Stuttg.)
Psychiat. clin. (Basel)
Psychiat. et Neurol. (Basel)
Psychiat. Neurol. med. Psychol. (Lpz.)
Psychol. Beitr.
Psychol. Forsch.
Psychol. u. Prax.
Psychopharmacologia (Berl.)
Psychophysiologie
Psychother. Psychosom. (Basel)
Schweiz. Arch. Neurol. Neurochir. Psychiat.
Sozialpsychiatrie
Wien. Z. Nervenheilk.
Z. exp. angew. Psychol.
Zbl. Neurochir.

Deutsche Übersetzung
der Internationalen Klassifikation
der Psychiatrischen Krankheiten

(Diagnosenschlüssel der WHO:ICD)

Deutsche Übersetzung der Internationalen Klassifikation der Psychiatrischen Krankheiten
(Diagnosenschlüssel der WHO: ICD*)

ICD-Nr.	Diagnose	ICD-Nr.	Diagnose
	Psychosen 290—299		
290	Demenzen bei präsenilen und senilen Hirnkrankheiten	292	Psychosen bei intrakraniellen Infektionen.
.0	Demenzen bei senilen Hirnkrankheiten	.0	Bei progressiver Paralyse
.1	Demenzen bei präsenilen Hirnkrankheiten	.1	Bei anderen luischen Erkrankungen des ZNS
.9	Andere und nicht näher bezeichnete psychische Störungen bei präsenilen und senilen Hirnkrankheiten (deutscher Zusatz)	.2	Bei epidemischer Encephalitis
		.3	Bei anderen und nicht näher bezeichneten Encephalitiden
		.9	Bei anderen und nicht näher bezeichneten intrakraniellen Infektionen
291	Alkoholpsychosen	293	Psychosen bei anderen organischen Hirnstörungen
.0	Delirium tremens	.0	Bei Hirnarteriosklerose
.1	Alkoholisches Korsakow-Syndrom (Korsakow-Psychose)	.1	Bei anderen cerebralen Gefäßkrankheiten
.2	Alkohol-Halluzinose	.2	Bei Epilepsie
.3	Eifersuchtswahn	.3	Bei intrakraniellen Tumoren
.4	Alkoholrausch (nach dem Schlüssel der WHO eigentlich E 860 und N 980) (deutscher Zusatz)	.4	Bei degenerativen Erkrankungen des ZNS
.5	Pathologischer Rausch (deutscher Zusatz)	.5	Bei Hirntraumen
.9	Andere und nicht näher bezeichnete Alkoholpsychosen	.9	Bei anderen und nicht näher bezeichneten cerebralen Störungen

* ICD = International Classification of Diseases.

Siehe dazu neuerdings: Diagnosenschlüssel und Glossar psychiatrischer Krankheiten. Übersetzt von W. Mombour und G. Kockott. Berlin-Heidelberg-New York: Springer 1971

294		Psychosen bei anderen körperlichen Krankheiten
	.0	Bei endokrinen Störungen
	.1	Bei Stoffwechselkrankheiten und Ernährungsstörungen
	.2	Bei Allgemeininfektionen
	.3	Bei Intoxikationen durch Arzneimittel oder Gifte (ausgenommen Alkoholpsychosen, die unter 291 erfaßt werden)
	.4	In der Gravidität und im Puerperium (mit Ausnahme endogener Psychosen, die sich im Puerperium manifestieren, die unter 295—298 erfaßt werden)
	.8	Bei anderen körperlichen Krankheiten
	.9	Bei nicht näher bezeichneten körperlichen Krankheiten
295		Schizophrenie
	.0	Schizophrenia simplex
	.1	Hebephrene Form
	.2	Katatone Form
	.3	Paranoide Form
	.4	Akute schizophrene Episoden, schizophrene Reaktion (mit Ausnahme akuter Schizophrenien, die unter 295.0—295.3 erfaßt werden)
	.5	Latente Schizophrenie (pseudoneurotische Sch.)
	.6	Schizophrene Rest- und Defektzustände
	.7	Schizoaffektive Psychosen (atypische Psychosen, Mischpsychosen)
	.8	Andere Schizophrenieformen
	.9	Nicht näher bezeichnete Schizophrenieformen
296		Affektive Psychosen
	.0	Involutionsdepression
	.1	Manie im Rahmen einer manisch-depressiven Psychose oder periodischen Manie
	.2	Depression im Rahmen einer manisch-depressiven Psychose oder einer periodischen Depression
	.3	Zirkuläre Verlaufsform manisch-depressiver Psychosen
	.8	Andere affektive Psychosen (nicht 295.7)
	.9	Nicht näher bezeichnete affektive Psychosen
297		Paranoide Syndrome (mit Ausnahme akuter paranoider Reaktionen, die unter 298.3 erfaßt werden)
	.0	Paranoia
	.1	Paranoide Psychose im Involutionsalter
	.9	Andere Wahnsyndrome
298		Andere Psychosen
	.0	Reaktive depressive Psychosen
	.1	Reaktiver Erregungszustand
	.2	Reaktiver Verwirrtheitszustand
	.3	Akute paranoide Reaktion
	.9	Nicht näher bezeichnete reaktive Psychosen
299		Nicht näher bezeichnete Psychosen

Neurosen, Persönlichkeitsstörungen (Psychopathien) und andere nicht psychotische psychische Störungen

300		Neurosen
	.0	Anstneurose
	.1	Hysterische Syndrome
	.2	Phobie
	.3	Zwangsneurose
	.4	Depressive Neurose (auch reaktive Depression)
	.5	Neurasthenie (neurotische neurasthenische Syndrome)
	.6	Neurotisches Depersonalisationssyndrom
	.7	Hypochondrische Neurosen
	.8	Andere Neurosen
	.9	Nicht näher bezeichnete Neurosen

(Fortsetzung)

ICD-Nr.	Diagnose	ICD-Nr.	Diagnose
301	Persönlichkeitsstörungen (Psychopathien, Charakterneurosen)	.2	Chronischer Alkoholmißbrauch (Trunksucht)
		.9	Andere und nicht näher bezeichnete Formen des Alkoholismus
.0	Paranoide Persönlichkeit		
.1	Cyclothyme (thymopathische) Persönlichkeit	304	Medikamentenabhängigkeit (Sucht und Mißbrauch)
.2	Schizoide Persönlichkeit	.0	Opium, Opium-Alkaloide und deren Derivate
.3	Erregbare Persönlichkeit	.1	Synthetische Analgetika mit morphinähnlicher Wirkung
.4	Anankastische Persönlichkeit	.2	Barbiturate
.5	Hysterische Persönlichkeit	.3	Andere Schlafmittel und Sedativa oder Psychopharmaka
.6	Asthenische Persönlichkeit	.4	Cocain
.7	Antisoziale Persönlichkeit	.5	Haschisch, Marihuana (Cannabis sativa)
.8	Andere Persönlichkeitsstörungen	.6	Andere Stimulantien
.9	Nicht näher bezeichnete Persönlichkeitsstörungen	.7	Halluzinogene
		.8	Andere Medikamente
302	Sexuelle Verhaltensabweichungen („sexuelle Perversionen")	.9	Nicht näher bezeichnete Medikamente
		305	Psychosomatische Störungen (körperliche Störungen wahrscheinlich psychischen Ursprungs)
.0	Homosexualität	.0	Haut
.1	Fetischismus	.1	Muskulatur und Skeletsystem
.2	Pädophilie	.2	Atmungsorgane
.3	Transvestitismus	.3	Herz- und Kreislaufsystem
.4	Exhibitionismus	.4	Blut- und Lymphsystem
.8	Andere sexuelle Verhaltensabweichungen	.5	Magen-Darm-Trakt
.9	Nicht näher bezeichnete sexuelle Verhaltensabweichungen	.6	Urogenitalsystem
		.7	Endokrines System
303	Alkoholismus (mit Ausnahme der Alkoholpsychosen, die unter 291 erfaßt werden und des akuten Alkoholrausches, der unter 291.4 bzw. 291.5 erfaßt wird)	.8	Sinnesorgane
		.9	Andere Organsysteme
.0	Episodischer Alkoholmißbrauch		
.1	Gewohnheitsmäßiger Alkoholmißbrauch		

306	Besondere Symptome, die nicht anderweitig klassifiziert werden können
.0	Stammeln und Stottern
.1	Spezielle Lernstörungen
.2	Tick
.3	Andere psychomotorische Störungen
.4	Schlafstörungen
.5	Eßstörungen
.6	Enuresis
.7	Encopresis
.8	Kopfschmerzen
.9	Andere Symptome
307	Vorübergehende kurzfristige psychische Auffälligkeiten, die mit situativen Belastungen im Zusammenhang stehen
308	Verhaltensstörungen im Kindesalter (soweit nicht unter 306 oder anderen Kategorien erfaßt)
309	Psychische Störungen, die nicht als Psychosen bezeichnet werden können, jedoch mit körperlichen Krankheiten im Zusammenhang stehen
.0	Bei intrakraniellen entzündlichen Prozessen
.1	Bei Intoxikationen durch Pharmaka, Gifte und Intoxikationen bei Infektionskrankheiten (mit Ausnahme von Alkoholismus und Drogenabhängigkeit)
.2	Bei Hirnverletzungen
.3	Bei Kreislaufstörungen
.4	Bei Epilepsie
.5	Bei Stoffwechsel-, Wachstums- und Ernährungsstörungen
.6	Bei senilen und präsenilen Hirnkrankheiten
.7	Bei intrakraniellen Tumoren
.8	Bei degenerativen Erkrankungen des ZNS
.9	Bei anderen und nicht näher bezeichneten körperlichen Krankheiten

Oligophrenien (310—315)

310	Minderbegabung (Grenzfälle) (IQ 68—85)
311	Leichter Schwachsinn (IQ 52—61)
312	Deutlicher Schwachsinn (IQ 36—51)
313	Schwerer Schwachsinn (IQ 20—35)
314	Hochgradiger Schwachsinn (Idiotie) (IQ unter 20)
315	Nicht näher bestimmbarer Schwachsinnsgrad

Die folgenden Unterteilungen sollten benutzt werden mit jeder der unter 310—315 aufgeführten Kategorien und als 4. Stelle der Diagnosen-Nummer angehängt werden

.0	Als Folge von Infektionskrankheiten oder Intoxikationen
.1	Als Folge von traumatischen oder anderen physikalischen Schädigungen
.2	Im Zusammenhang mit Stoffwechsel-, Ernährungs- oder Wachstumsstörungen
.3	Im Zusammenhang mit schweren Hirnkrankheiten in der frühen Kindheit
.4	Im Zusammenhang mit Krankheiten oder Störungen, die nicht näher bekannt sind, jedoch pränatal zur Wirkung kamen
.5	Bei Chromosomenanomalien
.6	Nach Frühgeburt
.7	Als Folgen von schweren psychiatrischen Erkrankungen
.8	Im Zusammenhang mit Störungen des psychosozialen Milieus
.9	Andere und nicht näher bezeichnete Ursachen

Sachverzeichnis

Abrodilmyelographie 34
—, Komplikationsdichte 89
Absencen-Epilepsie 77
ACTH-Behandlung der Multiplen
  Sklerose 57
— -Schnelltest 49
— -Test 50
Adversiv-Anfälle 80
Ärztlicher Eingriff — Einwilligung —
  Aufklärungspflicht 116
Agraphie 8
Akalkulie 8
Akkommodabilität 20
Aldolase 39
Alexie 8
Alkalireserve 37
Alkoholdelir, Behandlung 62
Alkoholgutachten 104
—, absolute Fahruntüchtigkeit 104
—, Mindestabbau 104
—, Rückrechnungsverfahren 104
Alkoholintoxikation, akute 76
Alkoholismus, Untergruppen n. Jellinek
  62
—, Möglichkeiten der Betreuung 62
—, Statistisches 94
—, Heilstätten 136
Altenheim-Adreßbuch 137
Altersstufen i. d. Rechtsordnung 127
Alzheimersche Krankheit, Statistisches
  91
Aminosäure-N 42
δ-Aminolävulinsäure 42
Ammoniak 28
Amyotrophische Lateralsklerose,
  Statistisches 92
Anfallstypen 77 ff.
Aneurysmen, Statistisches 87
Angiographie, cerebrale 30
—, Vorprobe 31
—, Komplikationen 31
—, Komplikationsdichte 89

Angiome, Statistisches 87
Anosmie, MdE-Tabelle 104
Antabusbehandlung 61
Antiepileptika 77 ff.
—, Kombinationspräparate 81
—, Nebenwirkungen 81
Aphasie 8
Apoplektischer Insult 71
Apraxie 8
Arztrechtliches 112 ff.
Atteste, Zeugnisse und Gutachten 99 ff.
Aufklärungspflicht 116
Aufwachepilepsie 79

Bandscheibenvorfälle, Statistisches 93
Basiläre Impression 27
Bence-Jones-Eiweißkörper 41
Berufsgeheimnis 112 ff.
Berufskrankheiten 96 ff.
Berufsunfähigkeit 101
Beschlagnahme der Krankengeschichte
  114 ff.
Bewußtlosigkeit 68
Bilirubin 28
Biopsie 15
Biventerlinie 27
Blitz-Nick-Salaam-Krämpfe 77
Blutung, intracerebrale 71
Blutungszeit 37
Blutzucker 38
BNS-Krämpfe 77
Bromsulphthalein-Test
  (Bromthaleintest) 44
BSHG 134
Bürgerliches Gesetzbuch (BGB)
  § 6 Entmündigung 123
  § 104 Geschäftsunfähigkeit 123
  §§ 106, 114 Beschränkte Geschäfts-
    fähigkeit 123
  § 823 Schadenersatzpflicht 126
  §§ 827, 828 Verantwortlichkeit 126

Bürgerliches Gesetzbuch (BGB)
§ 1906 Vorläufige Vormundschaft 124
§ 1910 Gebrechlichkeitspflegschaft 125
§ 2064 Testamentserrichtung 125
§§ 2229, 2230, 2253 Testierfähigkeit 125 ff.
Bundesentschädigungsgesetz 102
Bundesrepublik Deutschland, psychiatr. Versorgung, Literatur 95
Bundessozialhilfegesetz 134 ff.

Calcium 37
Carotisangiographie 30 ff.
Carotis-Stenose bzw. -Verschluß, Behandlung 71
Cerebellare Heredoataxie (Nonne-Pierre Marie), Statistisches 92
Chamberlain, Palatooccipitallinie 27
Cholinergische Krisen 73
Chorea Huntington, Erbgang 91
Chloride i. Serum 37
— i. Liquor 43
Cholesterin 41
Chromosomen-Anomalien 53
Chromosomenzählung 53
Chronaxie, motorische 19
Clearance 49
CPK 39
Creatinphosphokinase (CPK) 39
Cold-Pressure-Test 50
Cortison-Behandlung 57
— -Präparate 58
Cystin 42

Dämmerzustände 80
Deliktfähigkeit 126
Desmoidprobe 46
Diagnosenschlüssel 145
Diagnostische Eingriffe, Komplikationsdichte 88
Diastase i. Serum 39
— i. Harn 42
„Diffuse" Epilepsie 79
Duldungspflicht von Untersuchungen 117
Durstversuch 49
Dystrophia myotonica (Curschmann-Steinert), Statistisches 93

Echoencephalographie 21
Ehefähigkeit 127
Ehegesetz v. 20. 2. 1946 127
—, Nichtigkeit 127
—, Aufhebung 128
—, Geisteskrankheit 128
Eidesfähigkeit 127
„Einklemmung" 69
Einrichtungen s. Therap. Institutionen 136
Einwilligung 116
— bei Kindern u. Jugendlichen 117
Eisen 37
Eisenresorptionstest 47
Eiweiß im Serum 38
— im Liquor 43
Elektrencephalographie (EEG) 23
Elektrische Hirndurchflutungsbehandlung 64
Elektrische Untersuchung, konventionelle 16
— —, Reizpunkte 16
— —, Entartungsreaktion 16
Elektro-Heilkrampf-Behandlung 64
Elektromyographie 21
Elektrophorese i. Serum 39
— i. Liquor 43
Elementartherapie 66
Encephalomalacie 71
Endecho 21
Endogene Kreatinin-Clearance 49
Endogene manisch-depressive Psychosen, Statistisches 94
Endokrine Organe, Funktionsdiagnostik 49
Entartungsreaktion 16
Entmündigung 123
—, vorläufige 124
—, Zeugnis 100
Entwicklung, psychische 54
Epidural-Anaesthesie 59
Epilepsia partialis continua (Koshewnikoff) 80
Epilepsien 77 ff.
—, EEG 25
—, Statistisches 89
Ernährung, künstliche 63
Erwerbsminderung bei peripheren Nervenschädigungen 103
— bei Anosmie, Gesichtsentstellung u. Potenzverlust 104
Erwerbsunfähigkeit 101

Fachzeitschriften 143
Fahrtauglichkeit 102
— bei Epilepsie 102
— und Schweigepflicht 103
Fahruntüchtigkeit, absolute 104
Fehlertabellen der ehem. deutschen Wehrmacht 101
Fettsäuren 41
Fibrinogen 40
Fieberkur der Neurolues 59
Fingerperimetrie 2
Fokaler Anfallstyp 80
Forensische Psychiatrie in Österreich u. der Schweiz, Literatur 133
Friedreichsche Ataxie, Statistisches 92

Galaktoseprobe 45
Ganzkörperretentionstest (Heinrich) 47
Gastracidtest 47
Gebrechlichkeitspflegschaft 125
Gefäßtumoren, Gefäßmißbildungen, Statistisches 87
Gehirnbiopsie 15
Generalisierter Anfallstyp 78
Gerinnungszeit 37
Geruchsprüfung 2
Gesamtlipide 41
Geschäftsunfähigkeit 123
—, beschränkte 123
Geschmacksprüfung 2
Gesellschaften 138
Gesetzliche Unfallversicherung 102
Gesetz über d. Entschädigung von Zeugen u. Sachverständigen 106
Gesichtsfeldausfälle 1
—, Fingerperimetrie 2
GEZS 106
—, gerichtliche Festsetzung 108
—, wichtige Gerichtsentscheidungen 110
—, Kostenrechnung 111
Glucose i. Harn 42
— i. Liquor 43
Glucosedoppelbelastung n. Staub-Traugott 50
GOT i. Serum 39
— i. Liquor 43
GPT 39
Grand mal 78
Grenzstrang-Blockade 61
Grundgesetz (GG), Art. 2 118
Gutachten, Zeugnisse und Atteste 99 ff., 116

Gutachten, Kostenrechnungen 110
—, Ablehnung des Auftrags 99, 114, 116
Gutachterpflicht 116

Hämatokrit 37
Hämatomecho 21
Hämoglobin 37
Härteausgleich 101
Haftpflichtversicherung 106
Halbierungserlaß 131
Harn, Menge 41
—, pH 41
—, spezif. Gewicht 41
Harnsäure 40
Harnstoff 40
Harnstoff-N 41
Harnverhaltung, akute 70
HBDH 40
Heidelberger Kapsel 46
Hepatolentikuläre Degeneration, Erbgang 91
Heranwachsender 131
Hereditäre proximale neurogene Amyotrophie (Kugelberg-Welander), Statistisches 92
Herzstillstand 68
Hirnblutung 71, 87
Hirndruck, akuter 69
Hirndurchflutungsbehandlung, elektrische 64
—, unilaterale 65
Hirnmantel-Index 22
Hirnnerven, MdE-Tabelle 103
Hirnszintigraphie 35
Hirntrauma, EEG 25
Hirntumoren, EEG 25
—, Strahlentherapie 35
—, Statistisches 86
—, Operationsmortalität 87
Hirnverletzte, Spezialsanatorien 137
Histamin-Test 51
Huntington, Erbgang 91
Hydroxybutyrat-dehydrogenase (HBDH) 40
5-Hydroxindolessigsäure 42
Hyperthermie-Behandlung 69
Hypertonie bei Subarachnoidealblutung 71
— bei Schlaganfall 71
Hypophyse, Funktionsdiagnostik 49
Hypovolämischer Schock 66

Impulsiv-petit mal 78
Indikan 41
Infantile spinale Muskelatrophie (Werdnig-Hoffmann), Statistisches 91
Impulsiv-petit mal 78
Instanzen und Institutionen 134 ff.
Institutionen 134 ff.
Insulinbehandlung der Psychosen 64
Insult, apoplektischer 71
Intelligenzprüfung 9
Intracerebrale Blutung 71
Intrakranielle Drucksteigerung 69
i-t-Kurve 20

Jackson-Anfall 80
Jod, proteingebunden (PBJ) 37
Jugendgerichtsgesetz v. 4. 8. 1953 131
Jugendlicher 131

Kalium 38
Kastration 123
Katatonie, akute 63
KBR 52
17-Ketosteroide 42
Kindheit, frühe 54
—, mittlere und späte 55
Klinefelter-Syndrom 53
Komplementbindungsreaktion (KBR) 52
Komplikationsdichte bei diagn. Eingriffen 88
Kontrastmittelverfahren 28 ff.
Kontrastmittelzwischenfälle 32
Konzentrationsversuch 48
Kopfwanddicke, bei der Echoencephalographie 23
Koproporphyrin 42
Kostenfrage bei psychischen Erkrankungen, Grundsatzentscheidungen 131
Kostenrechnung bei Gutachten 110
— nach dem GEZS 111
Krankengeschichten keine Urkunden 115
Kreatin i. Serum 41
— i. Harn 42
Kreatinin i. Serum 41
— i. Harn 42
Kreislaufversagen, akutes 66
Kriegsopferversorgung 101
Künstliche Ernährung 63
Kupfer 38

Labordiagnostik 37 ff.
Laktatdehydrogenase (LDH) i. Serum 40
— i. Liquor 43
Leber-Funktionsdiagnostik 44
Leukodystrophien, Erbgang 91
Ligen und Gesellschaften 138
Lipide 41
Liquor-Normalwerte 43
—, Zellzahlen bei neurologischen Krankheiten 44
Liquorzucker 43
Literaturhinweise 12, 13, 56, 85, 95, 106, 115, 123, 133, *139*
Lithium, Präparate 84
—, Nebenwirkungen 85
—, Vergiftung 75
Luftencephalographie 28
—, Standardaufnahmen 29
—, Spezialaufnahmen 29
—, Todesfälle 29
—, Seitenventrikelindex 29
—, Komplikationsdichte 88
Luftmyelographie 34
Lumbalpunktion, Komplikationsdichte 88
—, Duldungspflicht 118
Lungenödem 68

Magen-Darm-Funktionsdiagnostik 46
Magensaftuntersuchung 46
Magensonde, fraktionierte 46
Magnesium 38
Maßregeln der Sicherung und Besserung 119
MdE-Tabelle für Nervenschädigungen 103
Mestinon 72
Metastasen, Statistisches 86
Mittelecho 21
Mongoloide Idiotie 53
Monoaminoxydasehemmer 83
Morphinvergiftung 75
Multiple Sklerose, Statistisches 90
— —, Härteausgleich 101
Muskelbiopsie 15
Myasthenia gravis pseudoparalytica, Statistisches 93
— — —, Cholinergische Krisen 73
— — —, Myasthenische Krise 72
— — —, Prostigmintest 13
— — —, Tensilontest 15

Myasthenische Krise 72
Myasthenische Reaktion 20
Myelographie 35
—, Komplikationsdichte 89
Myoklonische Epilepsie 78
Myopathien, Statistisches 92
Myotonie, Statistisches 93
Myotonische Reaktion 20

Nativbilder 26
Natrium 38
Nebennierenmark, Funktionsdiagnostik 50
Nebennierenrinde, Funktionsdiagnostik 49
Neurale Muskelatrophie, Statistisches 92
Neurofibromatosis Recklinghausen, Statistisches 91
Neurolues, Fieberkur 59
Nebenwirkungen der Antiepileptica 81
— der Thymoleptica 84
— der Thymeretica 85
— der Neuroleptica 85
— der Lithiumtherapie 85
Nervenbiopsie 15
Neuroradiologie 26
Neuroleptica 83
—, Nebenwirkungen 85
—, Vergiftung 75
Neurose, Berufsunfähigkeit 101
— und Haftpflichtversicherung 106
— als Krankheit 132
Neutralfette (Triglyceride) 41
Nieren-Funktionsdiagnostik 48
Nonne-Reaktion 43
Normovolämischer Schock 67
Notfälle, akute 66

Österreich, Forensische Psychiatrie, Literatur 133
Olivo-ponto-cerebellare Atrophie, Statistisches 92

Pandy-Reaktion 43
Pankreas, Funktionsdiagnostik 50
Paralysis agitans, Erbgang 91
Paravertebrale Infiltration 59
— Grenzstrang-Blockade 61
Parkinson, Erbgang 91
Paroxysmale Lähmungen, Statistisches 93
PBJ 37

Penicillinbehandlung der Neurolues 58
Peridural-Anaesthesie 60
Periphere Innervation der Muskeln 2
— — der Haut 6
Periphere Nervenschädigungen, MdE 103
Pflegschaft 125
—, Zeugnis 100
Phenolrotprobe 48
Phenytoin-Spiegel i. Serum 82
Phosphatasen 40
Phosphatide 41
Phosphor anorg. i. Serum 38
— — i. Harn 42
Picksche Atrophie, Erbgang 91
Pitressin-Test 49
Pneumencephalographie s. Luftencephalographie 28
Polymyositis, Statistisches 93
Polyneuropathie u. Polyneuritis, Statistisches 90
Porphobilinogen 42
Postnatale Periode 54
Potenzverlust, Entschädigung 104
PPP 0,5% (Pantocain-Periston-Plombe) 60
Prädelir, Behandlung 62
Private Unfallversicherung 106
Progressive Muskeldystrophie, Statistisches 92
Progressive spinale Muskelatrophie (Duchenne-Aran), Statistisches 92
— (Vulpian-Bernhard), Statistisches 92
Propulsiv-petit mal 77
Prostigmintest 13
Prozeßfähigkeit 125
Psychiatrische Versorgung in der Bundesrepublik Deutschland, Literatur 95
Psychomotorische Epilepsie 80
Psychopharmaka 83 ff.
—, Literatur 85
—, Vergiftungen 75

Queckenstedt-Versuch 13
Querschnittsgelähmte, Behandlungsmöglichkeiten 137

Radikuläre Innervation der Muskeln 2
— — der Haut 6
Radiojodtest 51
Rauschgift-Definition (WHO) 62

Rauschtaten 130
Recklinghausen, Statistisches 91
Reflexe 5
Regitin-Test 51
Rheobase 19
Reifealter 55
Rente „auf Zeit" 101
— bei gesetzl. Unfallversicherung 102
Rentenversicherung 101
Respiratorische Insuffizienz, akute 66
Rest-Stickstoff 41
Retropulsiv-petit mal 77
Rückenmarkssegmente, topographische Beziehungen 8
Rückenmarkstumoren, Statistisches 86

Sachverständiger 106 ff., 114, 116
— Zeuge 114
Säuglingsalter 54
Sakral-(Epidural-)Anaesthesie 59
Schädelleeraufnahmen 26
Schilddrüse, Funktionsdiagnostik 51
Schilling-Test 47
Schizophrenie, Statistisches 93
Schläfenlappen-Epilepsie 80
Schlafmittelabusus 63
Schlafmittelvergiftung 74
Schlafepilepsie 79
Schlaganfall, Behandlung 71
— und Carotis-Stenose 71
—, operative Prophylaxe bzw. Therapie 72
Schmerzmittelabusus 63
Schock, hypovolämischer 66
—, normovolämischer 67
„Schockbehandlung"
s. Elektro-Heilkrampfbehandlung 64
Schwachsinnsformen, Statistisches 94
Schwangerschaftsunterbrechung, Literatur 106
Schweigepflicht und -recht 112
— bei Fahruntauglichkeit 103
— nach dem Tode des Pat. 114
Schweiz, Literatur für die Forensische Psychiatrie 133
Seelische Störungen als Krankheit 132
Segmentale Innervation der Muskeln 2
— — der Haut 6
Selbstmord 127
— -versuch 127
Sicherungsverwahrung 119
Sondenfütterung 63

Sorbitdehydrogenase (SDH) 40
Spätatrophie der Kleinhirnrinde, Statistisches 92
Spastikerzentren in der DDR u. Österreich 137
Spastische Spinalparalyse, Statistisches 92
Spezialaufnahmen 26 ff.
Spino-ponto-cerebellare Atrophien, Statistisches 92
Spontane Subarachnoidealblutung, Behandlung 71
— —, Statistisches 87
Sprachgestörte, Einrichtungen 137
Standardbikarbonat 37
Statistisches 86 ff.
Status epilepticus 79
Staub-Traugott 50
Stellatum-Blockade 60
Sterilisation 123
Steroide 41
Strafgesetzbuch (StGB)
§ 42 a—c, f Unterbringung 119
§ 51 Zurechnungsunfähigkeit 129
§§ 174—176 Unzucht 130
§ 223 Leichte Körperverletzung 116
§ 226 a Einwilligung 116
§ 300 Verletzung d. Berufsgeheimnisses 112
§ 330 a Rauschtaten 130
Strafprozeßordnung (StPO)
§ 53 Berufsgeheimnis 113
§ 53 a Berufshelfer 113
§ 75 Gutachterpflicht 116
§ 76 Verweigerungsrecht 116
§ 80 Vorbereitung d. Gutachtens 116
§ 81 Untersuchung in einer Heil- u. Pflegeanstalt 118
§ 81 a Körperl. Untersuchung des Beschuldigten 117
§ 84 Gebühren d. Sachverständigen 116
§ 97 Beschlagnahmefreie Gegenstände 114
§ 126 a Einstweilige Unterbringung 120
Strafrechtliches 129
Strahlentherapie 35
Stufen und Phasen der psychischen Entwicklung 54

Subarachnoidealblutung, spontane, Behandlung 71
—, Statistisches 87
Subkoma-Behandlung 64
Suboccipitalpunktion, Komplikationsdichte 88
—, Duldungspflicht 118
Syringomyelie, Statistisches 93
Systemkrankheiten des ZNS, Statistisches 91

Takata-Reaktion 39
Temporallappen-Epilepsie 80
Tensilontest 15
— und cholinergische Krise 73
Testamentserrichtung 125
Testierfähigkeit 125
Therapeutische Daten 57
Therapeutische Institutionen, Informationen 136 ff.
Thymeretica 83
Thymoleptica 83
—, Nebenwirkungen 84
—, Vergiftung 75
Thymol-Trübungstest 39
Todeszeitbestimmung 132
Tolbutamid-Test 50
Tranquilizer 84
—, Vergiftung 76
Traubenzuckerbelastung 50
Triglyceride 41
Trinker, s. auch Alkoholismus
— -Heilstätten 136
Trinkerheilanstalt 119
Trunksucht als Krankheit 132
Tuberöse Sklerose, Erbgang 91
Tumorecho 21
Testuntersuchungen 12
Turner-Syndrom 53
„Typische" Gefahren und Aufklärung 117

Unilaterale Hirndurchflutung 65
Unterbringung 118 ff.
—, Beurlaubung 112
—, Dringlichkeitsverfahren 122
—, einstweilige 120
—, Landesgesetze 121
—, Literaturhinweise 133
—, Regelverfahren 121

Unterbringung, Unterbrechung 122
Unzucht 130
Uroporphyrin 42

Vanillinmandelsäure, Normalwert 42
—, Bestimmung 51
Vasomotorenkollaps 67
Ventrikulographie, Komplikationsdichte 88
Ventrikulographie, Komplikationsdichte 88
Verantwortlichkeit 126
— im Jugendgerichtsgesetz 131
Verdünnungsversuch 48
Vereinigungen, Gesellschaften und Ligen 138
Vergiftungen, Therapie 73 ff.
—, Hinweise auf Informationsstellen 138
Verkehrstauglichkeit 102
— bei Epilepsie 102
— und Schweigepflicht 103
Vertebralisangiographie 30 ff.
Verwahrung s. Unterbringung 118
Vitamin-B_{12}-Resorptionstest 47
Volljährigkeitserklärung 127
Vormundschaft 124

Weltmannsches Coagulationsband 39
Wirbelkörper, topographische Beziehungen 8
Wurzelaustrittsstellen, topographische Beziehungen 8

Xanthoprotein 41

Zeuge als Arzt 114
—, sachverständiger 114
Zeugnisse, Gutachten und Atteste 99 ff.
Zeugnisverweigerung 113
Zivilprozeßordnung (ZPO)
 § 52,1 Prozeßfähigkeit 125
 § 383 Zeugnisverweigerung 113
 §§ 645, 646, 648, 654, 675, 680, 681, 687 Entmündigung 124
Zivilrechtliches 123 ff.
Zurechnungsunfähigkeit 129
—, verminderte 129
Zweifarbstofftest 44

Quellenverzeichnis der Abbildungen

Abb. 1—7 aus SCHEID, W., Lehrbuch der Neurologie. Stuttgart: Thieme 1963.

Abb. 8 aus LAUBENTHAL, F., Leitfaden der Neurologie. 6. Aufl. Stuttgart: Thieme 1953.

Abb. 9—11 aus „Nervenarzt" 21 (1950). Heft 7, Beitrag, BRONISCH, F. W., Liquordruckstudien bei komprimierenden Rückenmarksprozessen.

Abb. 12—18 aus BÄRTSCHI/ROCHAIX, Neurologische Diagnostik. München-Basel: Rheinhardt 1952.

Abb. 19, 26, 27 aus MUMENTHALER, M., Neurologie. Stuttgart: Thieme 1967.

Abb. 20 aus LOEPP/LORENZ, Röntgendiagnostik des Schädels. Stuttgart: Thieme 1954.

Abb. 21, 22 aus DECKER, Klinische Neuroradiologie. Stuttgart: Thieme 1960.

Abb. 23—25 aus SCHIERSMANN, O., Einführung in die Encephalographie. Leipzig: Thieme 1942.

Abb. 28 aus „Mchn. Med. Wschr. 1970". Heft 13 vom 27. 3. 1970.

Abb. 29, 30 aus „Handbuch der Neurochirurgie" IV/2. Berlin-Heidelberg-New York: Springer 1966.

Heidelberger Taschenbücher

Medizin — Biologie

3 W. Weidel: Virus- und Molekularbiologie. 2. Auflage. DM 5,80
4 L. S. Penrose: Einführung in die Humangenetik. DM 8,80
5 H. Zähner: Biologie der Antibiotica. DM 8,80
18 F. Lembeck/K.-F. Sewing: Pharmakologie-Fibel. DM 5,80
24 M. Körner: Der plötzliche Herzstillstand. DM 8,80
25 W. Reinhard: Massage und physikalische Behandlungsmethoden. DM 8,80
29 P. D. Samman: Nagelerkrankungen DM 14,80
32 F. W. Ahnefeld: Sekunden entscheiden — Lebensrettende Sofortmaßnahmen. DM 6,80
41 G. Martz: Die hormonale Therapie maligner Tumoren. DM 8,80
42 W. Fuhrmann/F. Vogel: Genetische Familienberatung. DM 8,80
45 G. H. Valentine: Die Chromosomenstörungen. DM 14,80
46 R. D. Eastham: Klinische Hämatologie. DM 8,80
47 C. N. Barnard/V. Schrire: Die Chirurgie der häufigen angeborenen Herzmißbildungen. DM 12,80
48 R. Gross: Medizinische Diagnostik — Grundlagen und Praxis. DM 9,80
52 H. M. Rauen: Chemie für Mediziner — Übungsfragen. DM 7,80
53 H. M. Rauen: Biochemie — Übungsfragen. DM 9,80
54 G. Fuchs: Mathematik für Mediziner und Biologen. DM 12,80
55 H. N. Christensen: Elektrolytstoffwechsel. DM 12,80
57/58 H. Dertinger/H. Jung: Molekulare Strahlenbiologie. DM 16,80
59/60 C. Streffer: Strahlen-Biochemie. DM 14,80
61 Herzinfarkt. Hrsg. von W. Hort. DM 9,80
68 W. Doerr/G. Quadbeck: Allgemeine Pathologie. DM 5,80
69 W. Doerr: Spezielle pathologische Anatomie I. DM 6,80
70a W. Doerr: Spezielle pathologische Anatomie II. DM 6,80
70b W. Doerr/G. Ule: Spezielle pathologische Anatomie III. DM 6,80
76 H.-G. Boenninghaus: Hals-Nasen-Ohrenheilkunde für Medizinstudenten. DM 12,80
77 F. D. Moore: Transplantation. DM 12,80
79 E. A. Kabat: Einführung in die Immunchemie und Immunologie. DM 18,80
82 R. Süss/V. Kinzel/J. D. Scribner: Krebs — Experimente und Denkmodelle. DM 12,80
83 H. Witter: Grundriß der gerichtlichen Psychologie und Psychiatrie. DM 12,80

84 H.-J. Rehm: Einführung in die industrielle Mikrobiologie. DM 14,80

88 F. W. Bronisch: Psychiatrie und Neurologie. DM 16,80

89 G. L. Floersheim: Transplantationsbiologie. DM 14,80

Aus den übrigen Fachgebieten (Eine Auswahl)

1 M. Born: Die Relativitätstheorie Einsteins. 5. Auflage. DM 10,80

2 K. H. Hellwege: Einführung in die Physik der Atome. 3. Auflage. DM 8,80

9 K. W. Ford: Die Welt der Elementarteilchen. DM 10,80

11 P. Stoll: Experimentelle Methoden der Kernphysik. DM 10,80

49 Selecta Mathematica I. Hrsg. von K. Jacobs. DM 10,80

50 H. Rademacher/O. Toeplitz: Von Zahlen und Figuren. DM 8,80

51 E. B. Dynkin/A. A. Juschkewitsch: Sätze und Aufgaben über Markoffsche Prozesse. DM 14,80

56 M. J. Beckmann/H. P. Künzi: Mathematik für Ökonomen I. DM 12,80

62 K. W. Rothschild: Wirtschaftsprognose. Methoden und Probleme. DM 12,80

63 Z. G. Szabó: Anorganische Chemie. DM 14,80

64 F. Rehbock: Darstellende Geometrie. 3. Auflage. DM 12,80

65 H. Schubert: Kategorien I. DM 12,80

66 H. Schubert: Kategorien II. DM 10,80

67 Selecta Mathematica II. Hrsg. von K. Jacobs. DM 12,80

71 O. Madelung: Grundlagen der Halbleiterphysik. DM 12,80

72 M. Becke-Goehring/H. Hoffmann: Komplexchemie. DM 18,80

73 G. Polya/G. Szegö: Aufgaben und Lehrsätze aus der Analysis I. DM 12,80

74 G. Polya/G. Szegö: Aufgaben und Lehrsätze aus der Analysis II. DM 12,80

75 Technologie der Zukunft. Hrsg. von R. Jungk. DM 15,80

78 A. Heertje: Grundbegriffe der Volkswirtschaftslehre. DM 10,80

80 F. L. Bauer/G. Goos: Informatik. Eine einführende Übersicht I. DM 9,80

81 K. Steinbuch: Automat und Mensch. 4. Auflage. DM 16,80

85 W. Hahn: Elektronik-Praktikum für Informatiker. DM 10,80

86 Selecta Mathematica III. Hrsg. von K. Jacobs. DM 12,80

87 H. Hermes: Aufzählbarkeit, Entscheidbarkeit, Berechenbarkeit. DM 14,80

90 A. Heertje: Volkswirtschaftslehre. Grundbegriffe der Volkswirtschaftslehre II; in Vorbereitung

91 F. L. Bauer/G. Goos: Informatik II. DM 12,80

92 J. Schumann: Grundzüge der mikroökonomischen Theorie. DM 14,80

93 O. Komarnicki: Programmiermethodik. DM 14,80

MIX
Papier aus verantwortungsvollen Quellen
Paper from responsible sources
FSC® C105338

If you have any concerns about our products,
you can contact us on
ProductSafety@springernature.com

In case Publisher is established outside the EU,
the EU authorized representative is:
**Springer Nature Customer Service Center GmbH
Europaplatz 3, 69115 Heidelberg, Germany**

Printed by Libri Plureos GmbH
in Hamburg, Germany